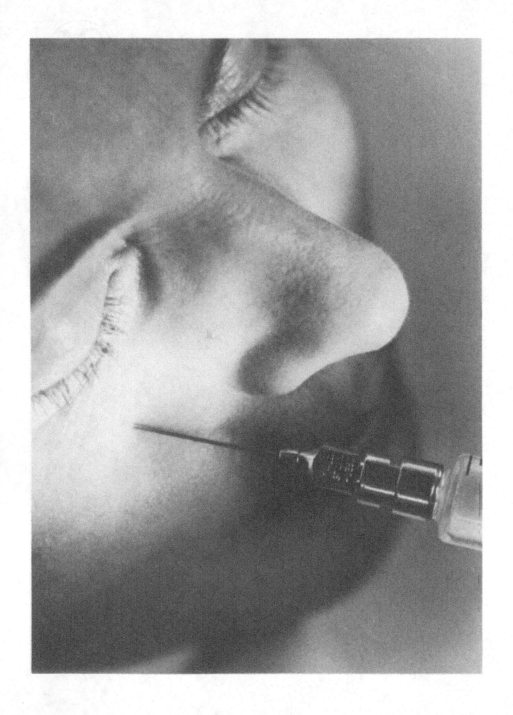

Nervenblockaden
auf pharmakologischem und auf elektrischem Weg

Indikationen und Technik

F. L. Jenkner

Vierte, neubearbeitete und erweiterte Auflage

Springer-Verlag Wien GmbH

Univ.-Prof. Dr. F. L. Jenkner, FICS, FNYCS
Neurochirurgische Ambulanz und Schmerzambulanz des
Ambulatoriums Süd, Wien, der Wiener Gebietskrankenkasse

96 Abbildungen
Graphische Darstellungen von M. Stelzel

© 1972, 1975, 1980, and 1983 by Springer-Verlag Wien
Softcover reprint of the hardcover 4th edition 1972
Ferd. Berger & Söhne Gesellschaft m.b.H., A-3580 Horn, NÖ.

CIP-Kurztitelaufnahme der Deutschen Bibliothek

Jenkner, Fritz L.:
Nervenblockaden auf pharmakologischem und
auf elektrischem Weg: Indikationen u. Technik /
F. L. Jenkner. – 4., neubearb. u. erw. Aufl. –
Wien; New York: Springer, 1983

ISBN 978-3-7091-7026-7

ISBN 978-3-7091-7026-7   ISBN 978-3-7091-7025-0 (eBook)
DOI 10.1007/978-3-7091-7025-0

ZUM GELEIT

Vor etwa 50 Jahren waren die Chirurgen bemüht, die verschiedensten Eingriffe möglichst in Lokal- oder Leitungsanaesthesie durchzuführen, weil man, besonders beim älteren Menschen, den möglichen pulmonalen Komplikationen besser begegnen zu können hoffte. In der Vorbereitung zur Operation war der Assistent auch mit der Durchführung der entsprechenden Lokalanaesthesie betraut und für ihre gute Wirksamkeit verantwortlich. So entstand ein großer Kreis von Ärzten, der mit den verschiedensten Typen der Nervenblockaden vertraut war, die nun auch außerhalb einer operativen Tätigkeit in eigenständiger Weise zunehmend zur Verwendung kamen.

Mit der Einführung der modernen Narkose-Verfahren ist die Kunst der gezielten Leitungsunterbrechung an den „klassisch" zu nennenden Orten in den Hintergrund geraten. Daher erscheint es mir sehr verdienstlich, wenn mein früherer Mitarbeiter F. Jenkner die Kunst der Nervenblockaden, sei es in diagnostischer oder in therapeutischer Indikation, wieder in Erinnerung bringt, die Vielfalt der Möglichkeiten als Bereicherung des therapeutischen Rüstzeuges aufzeigt und die zugehörigen Grundlagen und Techniken zusammenfassend darstellt.

Ich glaube nicht, daß man, um sich dieser nützlichen Methode bedienen zu können, ein besonderer Fachgelehrter sein muß, wohl aber ein Arzt mit einem guten räumlichen, d. h. topographisch-anatomischen Vorstellungsvermögen, der die Regeln des Verfahrens kennt, um das Risiko, das bei jeder Durchbrechung der Integrität des Körpers besteht, vermeiden zu können. So könnte die Darstellung aller erwähnten Gesichtspunkte eine Renaissance guter, bewährter Methoden im Lichte neuer Erkenntnisse einleiten.

(Univ.-Prof. Dr. F. Spath)
emerit. Vorstand der
Chirurg. Univ.-Klinik Graz

VORWORT ZUR ERSTEN AUFLAGE

Das Verständnis der Perzeption von Schmerzimpulsen und der Fortleitung und Verarbeitung dieser zur Schmerzempfindung stellt die Grundlage für das dar, was man ganz allgemein als Behandlung von Schmerzzuständen bezeichnet. Die rationellste Methode ist dabei die Beseitigung der Ursache des Schmerzes, d. h. die Beseitigung jener Noxen, die zu Schmerzen führen. Dies ist jedoch nicht immer möglich. Daher gewinnen die Methoden der Unterbrechung der Schmerzleitung (sog. Leitungsanaesthesie oder Blockade von Nerven), die einige Zeit hindurch vernachlässigt wurden, wieder an Bedeutung. Destruktive chirurgische Eingriffe zur dauernden Unterbrechung der Leitungsbahnen können nur ultima ratio sein. Eine Modifizierung

V

des persönlichen Engagements zur Schmerzempfindung ist der dritte Weg, welcher durch Psychotherapie, Psychopharmaka oder Psychochirurgie erreicht werden kann. Die überwiegend angewandte Methode der Schmerzstillung ist die Verwendung von schmerzstillenden Medikamenten, welche die Schmerzschwelle erhöhen. Nach einer geschichtlichen „Vorzeit", die für die moderne Medizin eigentlich allein von historischem Interesse ist, ist als Geburtsstunde der regionalen Anaesthesie das Jahr 1848 zu bezeichnen, als Koller das Cocain und seine Wirkung vor Augenärzten demonstrierte. Zweite Voraussetzung war, daß Alexander Wood 1853 die Hohlnadel zur subcutanen Injektion erfand. Schwierige Probleme der allgemeinen und auch regionalen Schmerzbekämpfung gehören zweifellos in die Hände der Anaesthesiologen. Andererseits sind die Zustände, bei welchen es möglich ist, durch Nervenblokkaden Schmerzfreiheit zu erreichen, jedoch so häufig, daß auch Nichtanaesthesiologen oftmals damit konfrontiert werden. Fachärzte für Interne Medizin, Chirurgie, Orthopädie und auch praktische Ärzte sind mit einigem Geschick sicherlich leicht in der Lage. eine Anzahl einfach durchzuführender Blockaden von Nerven zu erlernen, die sie zum Nutzen ihrer Patienten anwenden können.

Die vorliegende Dokumentation entstand aus den Anmerkungen zu einer Vorlesungsreihe. Sie soll dabei mithelfen, den Arzt an Hand von Zeichnungen und kurzen und prägnanten Texten über Indikationen, Technik, Beurteilung der Wirkung, mögliche Komplikationen, Wahl und Dosierung des Lokalanaesthetikums sowie Wirkungseintritt und Wirkungsdauer der einzelnen Leitungsanaesthesien und Nervenblockaden zu informieren. Die Art der Darstellung zielt darauf ab, dem Interessierten bei einem Minimum an Zeitaufwand ein Maximum an Information zu geben.

Wien, im Juni 1972   F. L. Jenkner

VORWORT ZUR VIERTEN AUFLAGE

Die Notwendigkeit einer Neuauflage ergab sich diesmal so rasch, daß sich größere Änderungen nicht ergeben können. Es wurden einige kleinere Zusätze (z. B. zur Höchstdosis von Lokalanaesthetika, Namensänderungen von Präparaten, sowie eine Ergänzung zu unserer Theorie über die Wirkungsweise der elektrischen Blockaden) gemacht, sowie die Tabellen über Wirksamkeit der Elektroblockade bei verschiedenen Indikationen und die Gerätetabelle dem neuesten Stand angepaßt. Einige neuere Literaturzitate wurden beigefügt. Das Prinzip der bestmöglichen Information in kürzester Form hat sich so bewährt, daß es beibehalten wird, selbst wenn dadurch einiges nur kurz berührt werden kann, was eine längere Erläuterung verdienen würde. Dem Verlag sei für die nach wie vor erstklassige Ausstattung vielmals gedankt.

Wien, im Frühjahr 1983   F. L. Jenkner

INHALTSVERZEICHNIS

Pharmakologische Nervenblockaden

Elektrische Nervenblockaden

Pharmakologische Nervenblockaden

Allgemeiner Teil

DIE ANWENDUNG VON BLOCKADEN

Trotz großer Fortschritte in den verschiedensten Verfahren der Allgemeinanaesthesie wird der Leitungsanaesthesie in der temporären Schmerzausschaltung wie auch zur schmerzfreien Durchführung verschiedenster therapeutischer Maßnahmen und Eingriffe vermehrte Bedeutung zukommen, wenn diese Maßnahme bei sofortiger Ausführung leichter ist (z. B. Einrenkung einer Schulterluxation) oder wenn durch das Setzen einer Blockade gleichzeitig Wirkungen auf andere Organe möglich werden, welche dem Zustand des Patienten nützlich sind (z. B. bei Einrichten einer Schulterluxation: Ausstrahlen der injizierten Flüssigkeit auch zum Grenzstrang hin und dadurch positive Beeinflussung eines allfälligen hypoxischen Herzschadens). Bei gleichzeitig vorliegenden anderen (hauptsächlich Stoffwechsel-)Störungen, wie z. B. Diabetes, schwerem Herzfehler oder sehr hohem Lebensalter, ist eine Allgemeinanaesthesie mit Intubation oft mit gewissen Risiken behaftet. Derlei Risiko besteht bei Anwendung der Leitungsanaesthesie nicht. Es darf jedoch daran erinnert werden, daß Blockaden bei Kindern bis etwa zum 5. Lebensjahr nicht oder nur mit entsprechender Sedierung durchgeführt werden sollten. Desgleichen bieten Neurastheniker und Psychoneurotiker keine guten Erfolgsaussichten bei Blockaden. Da die pathologischen Zustände, für welche temporär zur Durchführung geeigneter Maßnahmen eine Schmerzausschaltung durch Leitungsanaesthesie möglich ist, unter Indikationen bei den jeweiligen Blockaden angeführt sind, erübrigt sich die tabellarische Zusammenfassung dieses Aspektes hiemit an dieser Stelle. Man beherzige bei der Durchführung aller Blockaden immer folgenden **Grundsatz:** Komme mit der geringsten Menge niedrigster Konzentration des Lokalanaesthetikums aus, von der noch eine **sichere** Wirkung zu erwarten ist.

PRAEMEDIKATION

Obwohl von vielen Autoren unbedingt gefordert, scheint es diesem Autor bei normal empfindenden Erwachsenen für diagnostische, prognostische und vor allem therapeutische Blockaden nicht erwünscht, eine Praemedikation zu verabreichen. Eine Praemedikation mit Nembutal, Dolantin oder lytischem Coctail scheint geeignet, das Sensorium mancher Patienten so weit zu beeinflussen, daß die Patienten über Paraesthesien keine Aussage machen können und der Erfolg der Blockade subjektiv verschleiert wird. Nur bei Durchführung von Blockaden vor chirurgischen Eingriffen ist Praemedikation (einschließlich Atropin) erwünscht. Auch hiebei benötigen Patienten im Schock keine Praemedikation. Kinder werden vorteilhafterweise praemediziert, geriatrische Patienten nie. Bei letzteren und allenfalls bei sogenannten Problempatienten bietet sich die Möglichkeit, ein Neuroleptikum zu verwenden. Eine sogenannte „leichte Praemedikation" ist keineswegs zu empfehlen, vielmehr ist diese bei richtiger psychischer Führung des Patienten und entsprechendem Arzt—Patientenverhältnis völlig überflüssig.

WIRKUNGSWEISE DER LOKALANAESTHETIKA

Zum Verständnis der Wirkungsweise von Lokalanaesthetika als Mittel zur temporären Leitungsunterbrechung von Nerven ist ein ganz kurzer Umriß der Pharmakologie sicherlich nötig.
Jede Unterbrechung der Leitungsanordnung zwischen Schmerzrezeptoren in der Peripherie und im Gehirn als Zentralorgan, an welchem Ort auch immer, verhindert, daß subjektiv die Empfindung Schmerz entsteht. Die Wirkung der Lokalanaesthetika besteht nun darin, diese Leitung zeitlich begrenzt zu unterbinden. Die Dauer dieser zeitlichen Begrenzung stellt die Wirkungsdauer des Lokalanaesthetikums dar, und die Zeit zwischen Injektion und Eintritt der Behinderung der Nervenleitung wird im allgemeinen als Anschlagzeit bezeichnet.
Die Mittel sind als wäßrige Lösungen von Salzen erhältlich. Sie müssen einerseits mit dem Gewebswasser an den Nerv herangebracht werden und daher hydrophilen Charakter besitzen. Andererseits müssen sie in die Nerven eindringen, und dies geht nur, wenn sie auch fettlöslich sind. Zu diesem Zweck haben sie einen lipophilen Anteil. Lokalanaesthetika haben daher prinzipiell folgenden chemischen Aufbau:

Aromatischer Rest   Aminogruppe
Zwischenkette

lipophiler Anteil   hydrophiler Anteil

Die Aminogruppe des Lokalanaesthetikums liegt in Abhängigkeit vom vorhandenen pH-Wert in protonierter, ionischer Form vor (bei niedrigerem pH-Wert) und macht dadurch das Gesamt-Molekül wasserlöslich, oder aber die Aminogruppe trägt keine Ladung (bei höherem pH-Wert) und die dann vorliegende freie Base des Lokalanaesthetikums ist fettlöslich. Zwischen wasserlöslicher und fettlöslicher Form besteht ein (pH-Wert-abhängiges) Gleichgewicht. Unter dem Einfluß des Gewebspuffers verschiebt sich dieses Gleichgewicht. Der pH-Wert der Lokalanaesthetikum-Lösung wird angehoben, es entsteht mehr freie (fettlösliche) Base, die die Nervenmembran durchdringen kann.
Durch das Eindringen der freien Base in den Nerv werden die Nervenmembranen gegen Kaliumverlust stabilisiert, der Nerv verbleibt im Ruhezustand (Polarisationszustand), und es wird verhindert, daß die Depolarisation, welche ein Charakteristikum des Erregungsablaufes über Nerven darstellt, stattfinden kann.

Schema:

bei Leitung: bei Leitungsunterbrechung:

```
  - - - + + + + + + + + + + +      - - - + + + + + + + + + + +
  + + + - - - - - - - - - - -      + + + - - - - - - - - - - -

  + + + + + - - - + + + + + +      - - - + + + + + + + + + + +
  - - - - - + + + - - - - - -      + + + - - - - - - - - - - -

  + + + + + + + + + + + - - -      - - - + + + + + + + + + + +
  - - - - - - - - - - - + + +      + + + - - - - - - - - - - -
```

Da verschiedene Nervenfasern unterschiedliche Durchmesser haben und die Leitungsunterbrechung vom Eindringen des Lokalanaesthetikums in den Nerv abhängig ist, werden dünne Nervenfasern rasch, dickere erst später in ihrer Leitungsfähigkeit unterbrochen. Das heißt also, bei der Anwendung eines Lokalanaesthetikums wird die Funktion der Nerven, welche gefäßkontrahierende Impulse leiten, zuerst unterbrochen, sodann werden schmerzleitende Nerven, als nächstes die Tastnerven und zuletzt die motorischen Nerven in ihrer Funktion unterbrochen. Es soll erwähnt werden, daß dies genau die umgekehrte Reihenfolge ist wie bei Druck auf einen Nervenstrang. Das Ausmaß der Fett- bzw. Wasserlöslichkeit des Lokalanaesthetikums, seine Eiweißbindung und die Anwesenheit von Ca-Ionen beeinflussen die Wirkung (siehe Literaturverzeichnis).

WAHL DES BLOCKADEMITTELS

Obwohl eine ganze Reihe von Lokalanaesthetika zur Blockade zur Verfügung steht (siehe Tabelle), kann man sich doch auf die genauere Beschreibung jener 4 Mittel beschränken, die den heutigen Anforderungen genügen. Die Qualitäten, welche nämlich von einem Mittel zur therapeutischen Blockade verlangt werden, sind: Schneller Wirkungseintritt (= kurze Latenzzeit), große Wirkungstiefe, gute Penetration, keine Gewebstoxizität, totale Reversibilität, lange Wirkungsdauer und große chemische Stabilität. Die vier Lokalanaesthetika, welche nun in der Reihenfolge ihrer Einführung erwähnt werden sollen, erfüllen alle die Voraussetzungen. Allein aus historischen Gründen wird das PROCAIN noch miterwähnt.

PROCAIN (NOVOCAIN)

Bis 1943 war das 1904 von Einhorn synthetisierte Lokalanaesthetikum führend, obwohl auch in dieser Zeit eine Reihe anderer Mittel entwickelt wurden. Wegen seiner verbreiteten Verwendung wurden alle Angaben bezüglich Toxizität und Potenz der Wirkung von Lokalanaesthetika auf Procain = 1 bezogen. Die Maximaldosis ohne Adrenalin ist 500 mg, jene mit Adrenalin 1000 mg. Die Wirkungsdauer ohne Adrenalin ist nur bis zu 45 Minuten. Die Latenzzeit 5—10 Minuten. Wegen seiner eher geringen Wirkungstiefe und kurzen Wirkungsdauer, hauptsächlich aber wegen der Tatsache, daß Procain ein Ester ist, welcher durch eine im Gewebe (und Blut) immer vorhandene Esterase rasch gespalten wird und wobei das eine Spaltprodukt, die para-Aminobenzoesäure, ein Allergen sein kann, wurde es zugunsten der modernen Lokalanaesthetika für die Anwendung bei Nervenblockaden zurückgestellt.

LIDOCAIN (XYLOCAIN, LIGNOCAIN)

1943 von Löfgren entwickelt. pH der 2%igen Lösung 6,9. Difundiert 4× so gut als Procain. Toxizität 2. Kumulative Toxizität 6 mg pro kp, Potenz 4. Maximaldosis ohne Adrenalin 200 mg, mit Adrenalin 500 mg. Es genügt eine Lösung von 0,8% für sympatische Blockade, zur Erzielung von Analgesie die 1%ige und für Muskelrelaxation die 2%ige Lösung. Wirkungsdauer ohne Adrenalin 2%ig — 60 Minuten, 1%ig — 50 Minuten, mit Adrenalin 2%ig — 135 Minuten, 1%ig — 80 Minuten; Latenzzeit unter 2 Minuten.

MEPIVACAIN (MEAVERIN, SCANDICAIN, CARBOCAIN)

1953 von Af Ekenstam entwickelt. pH der 2%igen Lösung 6,8 bis 6,9. Toxizität ohne Adrenalin 1,5—2, mit Adrenalin 0,5; kumulativ: 8 mg pro kp. Potenz 4. Maximaldosis 300 mg ohne Adrenalin, 500 mg mit Adrenalin. Wirkungsdauer ohne Adrenalin 2%ig — 100 Minuten, 1%ig — 70 Minuten. Mit Adrenalin 2%ig — 135 Minuten, 1%ig — 90 Minuten. Es hat eine größere Affinität zu Nervengewebe als das Lidocain und als einziges aller modernen Lokalanaesthetika keine vasodilatorische Wirkung. Es wird daher wesentlich langsamer resorbiert. Es ist besonders vorzuziehen, wo kein Adrenalin vertragen wird. Latenzzeit eher kürzer als Lidocain (75). Wirkungsdauer ohne Adrenalin 40% länger als Lidocain: mit Adrenalin ist sie gleich jener von Lidocain mit Adrenalin (80).

PRILOCAIN (XYLONEST)

1960 durch Wielding synthetisiert. pH der 2%igen Lösung 4,6. Toxizität 1,5 bis 4, Potenz 4. Maximaldosis ohne Adrenalin 400 mg, mit Adrenalin 600 mg. Kumulativ: 7 mg/kp Körpergewicht, dabei kann es zu Methaemoglobinaemie kommen. Zur Muskelrelaxation — 2%ige Lösung erforderlich. Wirkungsdauer und Latenzzeit wie Lidocain. Es hat ähnlich dem Mepivacain weniger Vasodilationswirkung. Adrenalinzusatz verlängert die Wirkungsdauer kaum. Es ist kontraindiziert bei ungenügender O_2-Sättigung des Blutes.

BUPIVACAIN (BUPIVACAIN-Woelm, CARBOSTESIN, MARCAIN)

1947 von Af Ekenstam synthetisiert. pH der 0,5%igen Lösung 6,3 bis 6,6. Toxizität 8, Potenz 16. Kumuliert weniger als Lidocain oder Mepivacain. Maximaldosis ohne Adrenalin 150 mg, mit Adrenalin 2,5 mg pro kp Körpergewicht in 3 Stunden. Analgesie mit 0,25%iger Lösung, Muskelrelaxation mit 0,5%iger Lösung. Wirkungsdauer ohne Adrenalin 0,5%ige Lösung – 300 Minuten, mit Adrenalin – 400 bis 900 Minuten, mitunter jedoch bis 1.500 Minuten. Wirkungsdauer ist im allgemeinen Durchschnitt 3× jener von Mepivacain. Es stellt für alle Anaesthesien, bei denen eine Langzeitwirkung erwünscht ist, eine Bereicherung dar.

Bei BUPIVACAIN-Woelm gibt es auch eine 0,75%ige Lösung; Maximaldosis hier 150 mg Bupivacainhydrochlorid oder 2 mg/kp Körpergewicht; bei älteren Patienten immer weniger, nie jedoch bei Kindern unter 12 Jahren und Vorsicht bei Lebergeschädigten; diese Konzentration ist nur zur epiduralen Anwendung gedacht.

Das normalerweise benutzte Hydrochlorid hat eine etwas längere Anschlagzeit. Mit dem Ersatz des Chlorides durch die Karbonatverbindung (43) gelang es (BUPIVACAIN-Woelm CO_2), die Langzeitwirkung mit einem raschen Wirkungseintritt zu verbinden – eine sehr gute Lösung (derzeit nicht erhältlich in Österreich).

Bei BUPIVACAIN-Woelm CO_2 liegt nicht das üblicherweise verwendete wasserlösliche Hydrochlorid, sondern (neben einem Überschuß an gelöstem CO_2) das ebenfalls wasserlösliche Hydrogencarbonat vor. Nach der Injektion diffundiert das freie CO_2 rasch in das umgebende Gewebe, wodurch der pH-Wert der Lokalanaesthetikum-Lösung (praktisch ohne Inanspruchnahme des Gewebspuffers) schnell ansteigt. Kurze Anschlagzeit und erhöhte Blockadesicherheit – auch bei dickeren Nervensträngen – sind daher die durch die CO_2-Form bedingten Vorteile.

BEMERKUNG

Die Angaben über Art und Menge des zu verwendenden Lokalanaesthetikums bei einer bestimmten Blockade sind im Lichte dieser Charakterisierung der Medikamente zu sehen. Alle Medikamente jeweils einzeln anzuführen wäre nicht möglich. Es wird dem Blockierenden überlassen, seine Wahl zu treffen. Blockaden für diagnostische Zwecke erfordern schnell wirkende Mittel mit kurzer Wirkungsdauer, während therapeutische Blockaden Substanzen mit möglichst langer Wirkungsdauer verlangen. Dabei empfiehlt es sich, Lokalanaesthetika nur aus Ampullen der geeigneten Größe zu verwenden, auf welchen Name und Chargenummer des Präparates ersichtlich sind. Heute sollten als Spritzen und Nadeln nur mehr Einmalgeräte verwendet werden. Allerdings sind zu manchen Blockaden Nadeln einer Länge nötig, welche nicht als Einmalnadeln erhältlich sind. Diese (in Längen von 10, 12 und 15 cm) sind nach Reinigung und Sterilisation praktischer Weise so in sterilen Eprouvetten aufzubewahren, daß die Spitze durch am Boden der Röhre befindliche Baumwollwatte geschützt ist. Nach Verwendung wird die Nadel in umgekehrter Lage in die Eprouvette gegeben, um sterile von unsterilen gut und eindeutig unterscheiden zu können.

Zur **Maximaldosis** sollte bedacht werden: konzentriertere Lösungen werden schneller resorbiert (wegen des größeren Konzentrationsgefälles!) und sind infolgedessen toxischer als der Gewichtsmenge entsprechen würde (Eichholtz, F., Lehrbuch der Pharmakologie, 6. Aufl., Springer-Verlag, Berlin–Göttingen–Heidelberg 1948, S. 226/7). Eine ungefähre Relation der Maximaldosen bei verschiedenen Konzentrationen gibt folgende Übersicht:

Konzentration	0,5%	1%	2%
Verhältnis der Maximaldosen	125	100	80
Differenz in Prozenten		→ −20% →	−20% →
	+25% ←	+25% ←	

Die angegebenen Maximaldosen sind daher entsprechend zu variieren. Die genannten Werte entsprechen 1%igen Lösungen, bei Carbostesin der 0,25%igen Lösung.

Wegen dieser Tatsache meinen manche Autoren, es gäbe nur relative Maximaldosen für Lokalanaesthetika (z. B. Killian, 41). Sicher ist, daß zu wenig betont wird, daß die Maximaldosen je nach Applikationsort und Applikationsart unterschiedlich sind. Z. B. stehen die mittleren Maximaldosen für die Intercostalblockade, vaginale Anwendung,

Epiduralblockade und intraperitoneale Applikation in einem Verhältnis von 1,5 : 1,1 : 1,0 : 0,43 (bei sonst gleichen Bedingungen, wie z. B. gleiches Körpergewicht). Über Maximaldosen bei Kindern finden sich nur äußerst spärliche Angaben (z. B. Bonica (4): für Lidocain 5,0 mg/kp). Vorsicht ist jedenfalls geboten.

Die Tiefe und Dauer der Wirkung, wie auch das Auftreten von Nebenwirkungen hängen vom Blutspiegel des Medikamentes ab. Dieser kann heute exakt und schnell (z. B. mittels GC oder HPLC) bestimmt werden und sollte in Zweifelsfällen immer zu Rate gezogen werden.

VERGLEICH VERSCHIEDENER LOKALANAESTHETIKA

Freiname	Markenname	rel. analg. Potenz	Toxizität	Maximaldosis*) in mg (bei 70 kg Kpgew.) ohne Adrenalin	mit Adrenalin	Typ	Anschlagzeit in min.	Wirkungsdauer ohne Adrenalin	mit Adrenalin	Vaso-dilat.
Procain	Novocain	1	1	500	1.000	E	5—10	—45	60	ja
Tetracain	Pantocain	10	10	20	100	E	10	60	—90	ja
Lidocain	Xylocain	4	2	200	500	A	—2	60	—180	ja
Prilocain	Xylonest	4	1,5	400	600	A	—2	60	—120	wenig
Mepivacain	Meaverin oder Scandicain oder Carbocain	4	2	300	500	A	1	100	—180	nein
Bupivacain	Bupivacain-Woelm oder Carbostesin oder Marcain	10	4	150		A	2—5	300	—900	nein
Butanilicain	Hostacain	4	2	**)	**)	A	—2	60	—150	ja
Tolycain	Baycain	**)	**)	250	600	E+A	2—5	60	—90	ja

E = Ester: in Lösung wenig stabil, Procain hat begrenztes Penetrationsvermögen. Durch wahrscheinlich Pseudocholinesterase Spaltung in para-Aminobenzoesäure. Diese ist ein Allergen und bewirkt Sensibilisierung. Letztere verursacht allergische Nebenwirkungen, die von Medikamenten der Procain-Gruppe bekannt sind.

A = Amidtyp: Allergien praktisch unbekannt. Diese Lokalanaesthetika werden vorwiegend in der Leber metabolisiert. Da die Maximaldosis für normale Ausscheidungsverhältnisse angegeben ist, ist bei schwerer Niereninsuffizienz Vorsicht geboten. Auch sind die Lokalanaesthetika vom Amidtyp bei schwersten Leberschäden nicht in der vollen Maximaldosis zu verabreichen.

*) Siehe auch S. XIII.
**) Keine Angaben verfügbar.

Da mit Ausnahme des Bupivacain alle Lokalanaesthetika nur für mehr oder weniger kurzfristige Ausschaltung der Nervenleitung verwendbar sind, bestand schon seit langem der Wunsch, die Wirkungsdauer durch Zusätze zu den Lokalanaesthetika zu verlängern.

Im allgemeinen werden zur Verlängerung der Wirkungsdauer Vasokonstringentien verwendet, da die meisten der Lokalanaesthetika (siehe Tabelle) eine gefäßerweiternde Wirkung haben. Die verlängernde Wirkung bei fehlender Vasokonstriktion ist daran zu sehen, daß bei einem Vergleich zwischen Lidocain und Mepivacain letzteres deutlich länger wirkt, da dieses keine vasodilatorische Wirkung hat. Gefäßverengende Mittel sind, zum Teil auch fertig im Handel erhältlich, Mischungen mit Adrenalin, nor-Adrenalin und neueren synthetischen Mitteln. Die als allgemeine optimale Konzentration von Adrenalin für solche Zusätze betrachtete Lösung ist jene in der Konzentration 1 : 200.000 (= 5 μg/ml). Zusätze höherer Konzentration verstärken die Wirkung nicht mehr, als dies bei einer Konzentration von 1 : 200.000 der Fall ist. Die Nachteile des Adrenalin bestehen darin, daß es zu Überempfindlichkeitsreaktionen Anlaß geben kann. Dies ist bei nor-Adrenalin nicht der Fall.

Eine weitere Möglichkeit, die Wirkungsdauer eines Lokalanaesthetikums auf das Doppelte bis Fünffache zu verändern, besteht darin, daß man es zu gleichen Teilen als 2%iges Lokalanaesthetikum mit Periston vor der Injektion mischt. Diese Zubereitung ist auch als fertige Mischung nicht im Handel. Hingegen ist das Periston allein leicht erhältlich, und es hat daher diese Mischung größere Verbreitung gefunden. Wegen der neuerdings berichteten Nebenwirkungen (zumindest bei Langzeit-Applikation) sollte davon aber Abstand genommen werden.

Eine u. U. mehrere Wochen dauernde Unterbrechung der impulsleitenden Nerven ist zu erreichen durch eine Mischung von 20%igem Ammoniumsulfat und 2%igem Mepivacain im Verhältnis 1 : 1. Diese Mischung ist am wirkungsvollsten, enthält als fertige Lösung 10% Ammoniumsulfat und 1% Mepivacain und ist in der Literatur günstig beurteilt, aber nicht im Handel erhältlich. Bei korrekter Anwendung ist die Wirkungsdauer 4–6 Wochen. Nebenwirkungen wie Nekrosen und ähnliches, die nach Phenol beobachtet wurden, sah man hier nicht. Da die Lösung des 20%igen Ammoniumsulfates magistraliter zubereitet werden muß, hat diese Mischung jedoch keine Verbreitung gefunden.

Zur länger anhaltenden Leistungsunterbrechung an Hirnnerven und einigen wenigen anderen Nervensträngen (z. B. Grenzstrang (12), transsacraler Block) macht man sich die eiweißfällende Wirkung des Alkohols in seiner 96%igen Form zunutze und injiziert sterile Lösungen in geringer Menge (0,2–1,0 ml) an die entsprechenden Nerven heran, um eine (fast) dauernde Verhinderung der Nervenleitung zu erreichen. Für die meisten Blockaden ist Alkohol jedoch wegen Entstehung von Alkoholneuritis und aseptischen Nekrosen ungeeignet. Am häufigsten wird 96% Alkohol zur Leitungsunterbrechung am N. trigeminus benutzt.

Es wird auch die Verwendung von Tetraethylammoniumsalzen zur Langzeitlokalanaesthesie diskutiert. Die Wirkung einer einzigen Injektion (z. B. eines mit 12 C-Atomen bestückten Derivates) wird mit einigen Wochen angegeben. Vorerst nur experimentell und nicht zur klinischen Anwendung.

SCHMERZLEITUNG UND SCHMERZPROJEKTION

Die Projektion des subjektiven Schmerzgefühls, welches von einem Organ ausgeht, erfolgt von jedem Organ in ein ganz bestimmtes Körpergebiet: man spricht von Schmerzprojektion. Die Kenntnis dieser Projektionen stellt sicherlich zum guten Teil jene Erfahrung älterer Ärzte dar, welche sich dem Patienten gegenüber als sog. klinischer Blick kundtut. Demgegenüber ist die Kenntnis der somatisch-segmentalen Nerven wie auch der Ursprung jener sympathischen Fasern, welche die autonome Versorgung gewisser Organe und auch Gefäße darstellen, wichtig, um über die Blockierung der entsprechenden somatischen Nerven oder der autonomen Nerven therapeutische Erfolge zu erzielen.

Beiliegende Tabelle erhebt in ihrer Kürze selbstverständlich keinen Anspruch auf Vollständigkeit. Sie gibt aber die zu einer Reihe wichtiger Organe gehörenden Schmerzleitungssegmente somatischer Nerven wie auch den Ursprung praeganglionärer sympathischer Fasern an und versucht, durch Übersichtlichkeit dem weniger Erfahrenen Hinweise auf die Segmente zu geben, die bei Schmerzen gewisser Organe erfolgversprechend blockiert werden können.

Die Schmerzprojektion ist naturgemäß ein vielfältigeres Geschehen, als es hier in dieser kurzen Tabelle angegeben erscheint. Es ist neben der primären Region die Gegend, in welche Schmerzen von einem bestimmten Organ hin ausstrahlen, für den Patienten genauso unangenehm oder bezeichnend, wie diese sich dem Erfahrenen als deutlicher Hinweis auf das schmerzende Organ darbietet. Diese Zusammenstellung soll aber nicht dazu verleiten, jeden Schmerz in einer bestimmten Gegend nur durch Blockaden zu bekämpfen und das Grundleiden darüber zu vergessen. Diese Zusammenstellung soll vielmehr helfen, entweder vorübergehend bis zum Ergreifen einer definitiven Maßnahme Schmerzen zu mildern oder aber bei Schmerzen aus Ursache einer nicht operablen oder nicht behandelbaren Malignität Linderung durch mehrmalige Blockaden zu erzielen. Besonders letzteres ist in einigen Ländern weit verbreitet und beginnt sich auch im deutschen Sprachraum, von einigen Verfechtern bereits praktiziert, langsam anzubahnen. Hiebei empfiehlt sich die Nervenblockade insbesondere dadurch, daß sie ohne Beeinflussung des Sensoriums oder der geistigen Kraft bei kachektischen Carcinomträgern, welche keiner eingreifenderen Maßnahme mehr unterworfen werden sollen oder können, eine überaus segensreiche Wirkung durch beträchtliche Linderung von Schmerzen erreicht und zur teilweise sogar wiederholten Anwendung gut geeignet ist. Hiebei darf nicht vergessen werden, daß nicht alle Schmerzen über somatische Fasern geleitet werden, sondern das autonome Nervensystem einen Gutteil zur Schmerzleitung beiträgt. Insbesondere alle Gefäßschmerzen, d. h. alle Schmerzen, welche von primär oder sekundär erkrankten Gefäßen ausgehen, sind durch Blockade des Sympathicus ausschaltbar, und es hat sich die wechselweise Blockade von somatischen Nerven und entsprechendem Anteil des Grenzstranges eigentlich bestens gut bewährt.

Dabei ist festzuhalten, daß verschiedene Autoren in der Angabe der den Organen zugeordneten Segmente (insbesondere des Sympathicus) mitunter recht divergente Angaben machen. In der Tabelle ist jeweils jener Bereich angegeben, in welchem die meisten Angaben liegen. Wenn man daher das mittlere der angegebenen (epiduralen) Segmente zur Blockade wählt, wird man zweifelsohne richtig liegen. Es ist noch zu bedenken, daß eine gewisse Ausbreitung der jeweils injizierten Flüssigkeitsmenge (im Epiduralraum) immer in benachbarte caudale und craniale Segmente erfolgt.

Organ	Schmerzprojektion	Schmerzleitung über segment. Nn.	Ursprung der praeggl. symp. Fasern
Kopf und Hals			
Meningen	Kopfhaut	Nucl. sens. N. V. IX, X u. XII	Th 1 — Th 2 (3)
Auge	Augenhöhle und Stirne	Nucl. sens. N. V. (1. Ast)	Th 1 — Th 3 (4)
Tränendrüsen	Augenhöhle	Nucl. tract. solit. N. VII u. IX	Th 1, Th 2
Gland. parotis	Regio parotidea	Nucl. tract. solit. N. V. über N. VII u. IX	Th 1, Th 2
Gland. salivat.	Regio submandibularis	Nucl. tract. solit. N. ling über N. VII und Ggl. geniculi	Th 1, Th 2
Schilddrüse	Halsvorderfläche	C 2 — C 4 und Th 1, Th 2	Th 1, Th 2
Larynx	Kehlkopf, vord. Halsregion	N. laryng. sup.	Th 2 — Th 7
Thorax			
Trachea, Bronchi	etwa Brustbeingegend	Th 2 — Th 7	Th 2 — Th 7
Lungenparenchym	schmerz- unempfindlich	unempfindlich	Th 2 — Th 7
Pleura parietalis i. d. Region: Schulter	Schulter	C 3 — C 5	
supraclaviculär	supraclavic. (Pl. brachialis)	C 8 — Th 1	
intercostal	Nn. intercost. d. affiz. Gegend	Th 1 — Th 12	
Herz	Praecordium. li (re) Arm	Th 1 — Th 4 (5)	Th 1 — Th 4 (5)
Aorta thoracalis	ob. ½ Brustkorb u. Nacken	Th 1 — Th 5 (6)	Th 1 — Th 5
abdominalis	unt. ½ Brustkorb u. Bauchdecken	Th 6 — Th 12	Th 6 — L 2
Oesophagus obere Hälfte	mittleres Sternum	Th 5 — Th 8	Th 2 — Th 5
untere Hälfte			Th 5 — Th 8

stellatum

über Ggl

	Organ	Lokalisation	Spalte 3	Spalte 4
A b d o m i n a l r a u m	Magen	Epigastrium, Regio interscapularis	Th (6) 7, Th 8 (9)	Th (5) 6 — Th 10 (11)
	Leber und Gallenblase	rechtes Hypochondrium	Th (5) 6 — Th 8 (9) + N. phrenicus	Th 6 — Th 11 rechts
	Pankreas	Epigastrium, Rückenmittellinie in Höhe d. 10. + 11. Rippe	Th (5) 6 — Th 10 (11) + N. vagus Ggl. coeliacum	Th 5 — Th 11 links
	Milz	linkes Hypochondrium	Th 6 — Th 8	Th 6 — Th 8
	Dünndarm:			
	Duodenum	Epigastrium und Nabel	Th (5) 6 — Th 7 (8*)	Th 6 — Th 11
	Jejunum u. Ileum		Th 9 — Th 11	
	Coecum und Colon ascend.	suprapubisch	Th 9 — Th 11·	Th 8 — Th 11 rechts
	Appendix	rechter unterer Quadrant	Th 10 — Th 11 (— L 1)	Th 8 — Th 11 rechts
	Colon desc. u. sigm.	Tief i. Becken u. Anus	L 1 u. L 2 S 2—S 4	Th 11 — Th 12 L 1—L 4 links
	Nebenniere	keine	keine	Th 6 — L 2 unilat.
	Niere	Lende und Leiste	Th 10 — L 2	Th 10 — L 1 (2) unilat.
	Ureter	Lende und Leiste	Th 11 — L 2	Th 11 — L 1 (2) unilat.
	Harnblase:			
	Fundus	suprapubisch	Th 11 — L 1	L 1 — L 2
	Hals	Perineum/Penis	S 2 — S 4	(N. hypogastricus)
	Testes	Testes	Th 10	Th 10 — L 1
	Prostata	Perineum u. unt. Rücken	Th 10, Th 11 u. S 2 — S 4	Th 10 — L 1
	Ovarien und Tuben	beide unt. Abd. Quadranten	Th 10	Th 6 — L 2
	Uterus	Perineum	Th 10 — L 1, S 2 — S 4	Th 6 — L 2
	w. Genitalien	Perineum	S 2 — S 4	L 1 — L 2
E x t r.	Blutgefäße, Schweißdrüsen, Haarfollikel usw. an:			
	oberer Extremität	örtlich an der Haut	OE C 5 — Th 1	Th 2 — Th 8 (9)
	Stamm	örtlich an der Haut	Th 1 — Th 12	Th 1 — Th 12
	unterer Extremität	örtlich an der Haut	UE L 4 — S 3	Th 10 — L 3

* Orale Hälfte rechts, aborale Hälfte links und N. vagus.

Die Tabelle zur Schmerzprojektion erfährt eine Ergänzung durch Angaben über segmentäre Zuordnung der wichtigsten Muskelgruppen und Reflexe.

Segmentäre Zuordnung der wichtigsten Muskel

Axiale Muskulatur von Nacken und Stamm	C 1–Co 1
Axiale Muskel des Nackens	C 1–C 4
Sternocleidomastoideus	C 1–5(6)
Trapezius	C 1–5(6)
Zwerchfell	C 3–C 4
Obere Extremität:	
Deltoideus	C 5–C 6
Biceps	C 5–C 7
Brachialis	C 5–C 7
Supinator	C 5–C 8
Pronatoren	C 6–Th 1
Triceps	C 5–C 8
Finger- und Handgelenksextensoren	C 5–C 8
Finger- und Handgelenksflexoren	C 6–Th 1
Kleine Handmuskulatur	C 6–Th 1
Stamm:	
Latissimus dorsi	C 6–8
Pectoralis major	C 6–C 8
Intercostalmuskulatur	Th 1–Th 12
Bauchdeckenmuskulatur	Th 6–Th 12
Psoas	L 1–L 4
Untere Extremität:	
Adduktoren	L 2–L 4
Quadriceps femoris	L 1–L 4
Abduktoren	L 2–L 4
Semitendinosus	L 4–S 3
Semimembranosus	L 4–S 3
Glutei	L 4–S 2
Hintere Wadenmuskulatur	L 4–S 3
Tibialis ant.	L 4–S 2
Peronei	L 4–S 2
Kleine Fußmuskulatur	L 4–S 3
Sphincteren	S 2–S 5

Segmentäre Zuordnung wichtiger Reflexe:

Biceps	C 5, C 6	Patellar	L 2–L 4	suprapubisch	Th 12
Triceps	C 6–C 8	Achilles	S 1, S 2	cremaster	Th 12–L 1
Supinator	C 8–Th 1	ciliospinal	C 8uTh 1	gluteal	L 4–L 5
Pronator	C 8–Th 1	epigastrisch	Th 7–Th 8	anal	L 5
Pectoralis	C 6–C 8	obere BDR	Th 8–Th 9	Babinski	S 1, S 2
		untere BDR	Th 10–Th 11		

Für die segmentäre Versorgung der Haut (Dermatome) siehe die von Ciba-Geigy veröffentlichte schematische Zeichnung aus der Neurochirurgischen Universitätsklinik Zürich (S. 98).

SCLEROTOME AN ARM UND BEIN

Zur Ergänzung findet sich die Darstellung der Sclerotome anhand einer Skizze des Skelettapparates von Arm und Bein (nach Inman, V. T., und J. B. de C. M. Saunders: Referred Pain from Skeletal Structures. J. Nerv. Ment. Dis. 99 : 660, 1944) zur Erfassung jener Segmente, über welche die Schmerzempfindung in verschiedenen Anteilen des Skelettsystems uns zu Bewußtsein gebracht wird. Dies ist nicht nur für die Behandlung gut beeinflußbarer Schmerzen einzelner Gelenke wichtig, sondern insbesondere auch für die Bekämpfung jener Schmerzen, welche durch Übergreifen maligner Geschwülste auf das Knochensystem (oder ausgehend von diesem) entstehen.

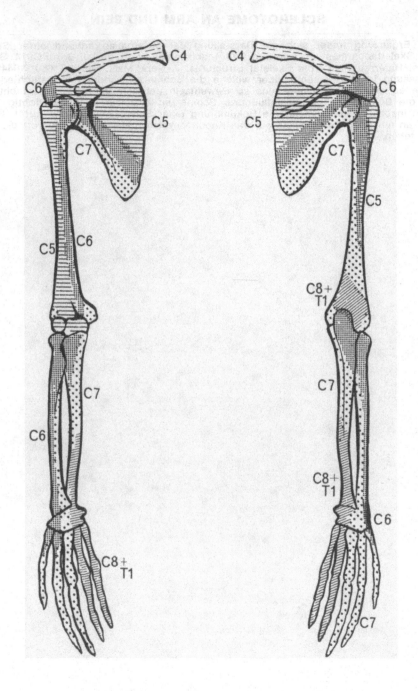

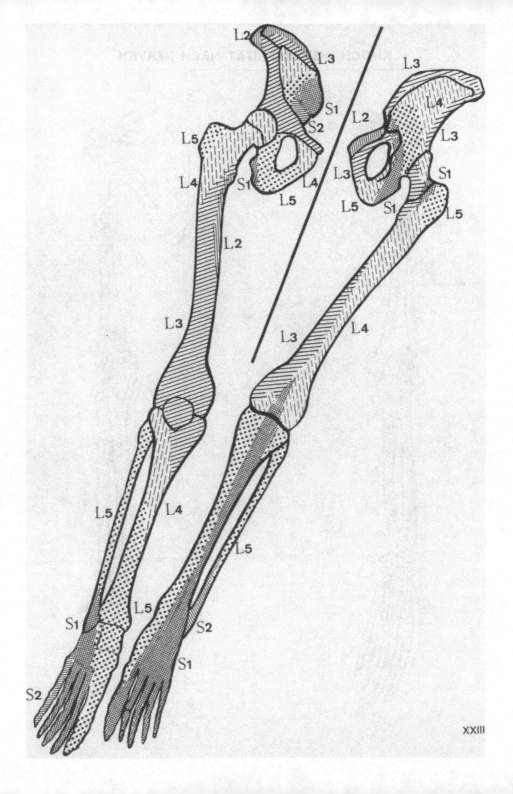

XXIII

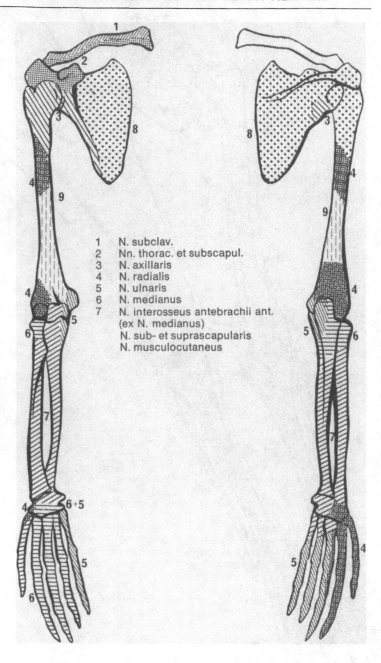

1   N. subclav.
2   Nn. thorac. et subscapul.
3   N. axillaris
4   N. radialis
5   N. ulnaris
6   N. medianus
7   N. interosseus antebrachii ant.
     (ex N. medianus)
     N. sub- et suprascapularis
     N. musculocutaneus

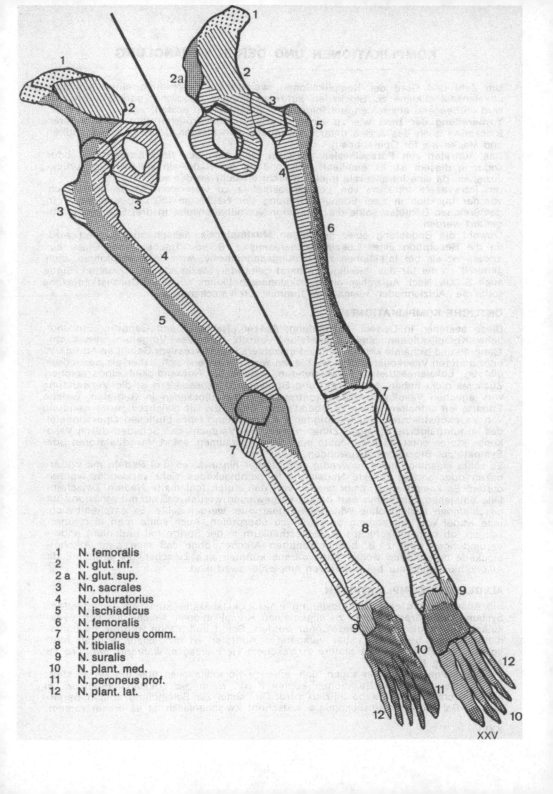

1	N. femoralis
2	N. glut. inf.
2 a	N. glut. sup.
3	Nn. sacrales
4	N. obturatorius
5	N. ischiadicus
6	N. femoralis
7	N. peroneus comm.
8	N. tibialis
9	N. suralis
10	N. plant. med.
11	N. peroneus prof.
12	N. plant. lat.

XXV

KOMPLIKATIONEN UND DEREN BEHANDLUNG

Um Zahl und Grad der Komplikationen, welche bei Anwendung eines jeglichen Lokalanaesthetikums zu Blockaden auftreten können, möglichst gering zu halten, wird vorbeugend empfohlen, auf folgende Maßnahmen zu achten:

Vorbereitung der Haut wie zu einer Operation (bei größeren und schwierigeren Blockaden auch des Arztes unter Verwendung von steriler Kleidung, Handschuhen und Maske wie für Operationen).

Das Auftreten von **Paraesthesien** zeigt an, daß man den Nerv erreicht hat oder sogar in diesem ist. Es empfiehlt sich, sodann die Nadel ein klein wenig zurückzuziehen, da eine intraneurale Injektion nicht erreicht werden soll.

Um **intravasale** Injektion von Lokalanaesthetika zu vermeiden, ist es unerläßlich, vor der Injektion in zwei Ebenen (Drehung der Nadel um 180°) zu aspirieren. In gefäßreichen Gebieten sollte die Aspiration vorteilhafterweise in drei Ebenen durchgeführt werden.

Obwohl die Bedeutung einer generellen **Maximaldosis** vielfach angezweifelt wird, da die Resorption eines Lokalanaesthetikums z. B. von Trachea oder Blase aus anders ist als bei Injektionen zur Leitungsanaesthesie, wird doch empfohlen, sich generell an die für das jeweilige Präparat geltenden Maximaldosen zu halten. Siehe auch S. XIII. Nach Aufziehen eines Lokalanaesthetikums aus einer Durchstichflasche sollte die ,,Aufziehnadel'' niemals im Gummistopfen steckenbleiben.

ÖRTLICHE KOMPLIKATIONEN

Diese bestehen in Oedem, Entzündung, Abszeß, Nekrosen und Gangrän. Entzündliche Komplikationen sind unzweifelhaft durch unsteriles Vorgehen verursacht. Gangrän und Ischämie können vermieden werden, wenn exzessiver Gehalt an Adrenalin oder anderen Vasokonstriktoren vermieden wird. Es erweist sich daher als besonders günstig, Lokalanaesthetika zu verwenden, welche die Notwendigkeit eines solchen Zusatzes nicht haben: Mepivacain und Bupivacain. Insbesondere ist die Verwendung von jeglichen Vasokonstriktoren kontraindiziert bei Blockaden in Gebieten, welche Endarterien enthalten, sowie zu Oberst'scher Blockade. Die gleichzeitige Verwendung von Vasokonstriktoren und Staubinden zur Erreichung eines blutlosen Operationsfeldes ist kontraindiziert (Finger, Zehen, Penis). Bei Verdacht, daß Schaden durch Vasokonstriktoren entstanden ist, sollte man nicht versäumen, sofort Vasodilatatoren oder Sympathicus-Blockaden anzuwenden.

Es sollte eigentlich nicht notwendig sein, darauf hinzuweisen, daß **Nadeln** mit Widerhaken oder andere defekte Nadeln für Nervenblockaden nicht verwendet werden dürfen. Es kommt aber immer wieder vor, daß durch fehlerhafte Nadeln Zwischenfälle entstehen, und daher darf darauf hingewiesen werden, daß nur mit scharfen, gut geschliffenen Nadeln ohne Widerhaken gearbeitet werden sollte. Es empfiehlt sich, jede Nadel vor Verwendung daraufhin zu überprüfen. Auch sollte man sich überzeugen, ob man tatsächlich Lokalanaesthetikum in der Spritze hat und nicht andere Verbindungen oder z. B. hochprozentigen Alkohol, ohne daß man eine Alkoholblockade durchführen wollte. Auch daraus könnten sich Zwischenfälle ergeben, da Alkoholblockaden nur bei Hirnnerven empfehlenswert sind.

ALLGEMEINE KOMPLIKATIONEN

Die Auswirkungen einer Überdosierung eines Lokalanaesthetikums auf verschiedene Systeme des Körpers führen zu allgemeinen Komplikationen, welche als kardiovaskuläre, neurologische usw. bezeichnet werden. Sofort auftretende werden als Immediatreaktionen bezeichnet, aber verspätetes Auftreten ist mindestens ebenso häufig. Am Gefäßsystem führt erstere zu raschem Herzversagen, während zweitere zu Atemlähmung führt.

Im allgemeinen kann man sagen, daß schwere Komplikationen überaus selten sind. Die meisten toxischen Reaktionen kommen vor, wenn das Lokalanaesthetikum in stark durchblutetes Gewebe injiziert wird. Die Mittel zur Behandlung sollten bereitstehen. Bei schweren (insbesondere toxischen) Zwischenfällen ist es immer ratsam,

so rasch als möglich einen Facharzt für Anaesthesie und Wiederbelebung zu konsultieren.
Zu den einzelnen Erscheinungen und aktiven Maßnahmen beachte man nachstehende Tabelle (abgeändert nach MOORE).

	Toxische Wirkung	auf	Klin. Erscheinungen
Wirkungen auf das Zentralnervensystem	1. Stadium: Erregung von	Hirnrinde Medulla	Erregung, Verwirrung Sprachstörungen, Krämpfe Vasomotorenzentrum: Erhöhung von RR, P Atemzentrum: schnellere Atmung und Änderung des Atemrhythmus Brechzentrum: Übelkeit und Erbrechen
	2. Stadium: Lähmung von	Hirnrinde Medulla	Bewußtlosigkeit Vasomotorenzentrum: RR-Fall, schneller oder fehlender Puls (Synkope) Atemzentrum: Unregelmäßigkeiten oder Apnoe
Periphere Wirkungen:	Organe:	Herz Kreislauf	Bradykardie (= direkte Myocardwirkung; wird für Arrhythmien therapeutisch genützt) Vasodilatation (direkte Wirkung)
	Allergische Reaktionen:	Haut Atmung Kreislauf	Urticaria Depression ⎫ klin. anaphylakti- Depression ⎭ scher Schock

Verschiedenes: 1. Psychogene Reaktionen.
2. Reaktionen auf andere Bestandteile (z. B. Vasokonstriktoren).

Aktive Maßnahmen bei toxischen Zwischenfällen

1. Auf freie Luftwege achten oder diese herstellen (absaugen, Toilette).
2. O_2 verabreichen (Maske, Tubus) und bei ungenügender Atmung diese unterstützen.
3. Infusion anlegen (gleich zu Beginn der Reaktion, und sei es nur, um einen. i. v. Weg sofort verfügbar zu haben).
4. Krämpfe beenden
   a) eventuell schon durch O_2,
   b) i. v. Succinylcholinchlorid 40 mg mit Beatmung oder
   c) Thiopental alle 1—2 Minuten 50 mg bis zum Sistieren der Krämpfe.
5. Blutdruck anheben, allenfalls auch äußere Herzmassage.

Erforderliche Geräte: O_2, Sauger, Endotrachealtuben, Mundstücke, Laryngo- und Bronchoskop, Elektrokardiograph, Defibrillator; Medikamente: Vasokonstriktoren, Succinylcholinchlorid, kurz wirkende Barbiturate, Corticosteroide und Antihistaminica, KCl, Procainamid.

ZWISCHENFÄLLE

Zwischenfälle sind bei jeder Anwendung irgendeines Lokalanaesthetikums immer vorgekommen, ob dies jetzt bei Oberflächenanaesthesie, Infiltrationsanaesthesie, Feldblock, Nervenblockade, Spinalanaesthesie, intravenöser Anaesthesie, allgemein intravenöser Anwendung bei überschießender vegetativer Reaktion, Verwendung als Antiarrhythmikum, Antiepileptikum oder zur Ergänzung der Allgemeinanaesthesie benutzt wurde. Zwischenfälle schwerer Art, wenn diese durch toxische Ursachen entstanden sind, gehen aber immer auf falsche Technik oder Anwendungsfehler zurück. Das heißt, wenn Überdosierung (absolut oder relativ bei zu geringer Ausscheidung) zu einem zu hohen Blutspiegel des jeweiligen Anaesthetikums geführt hat und dann psychische, neurologische, Kreislauf- oder Atemzwischenfälle aufgetreten sind. Die schwersten, wie Koma, Atemstillstand, Kreislaufstillstand (i. e. Herzstillstand), Kreislaufversagen oder Anfälle lassen sich durch Beachtung vorerwähnter Vorsichtsmaßnahmen vermeiden. Daher ist Beachtung der Maximaldosis, Vermeidung intravasaler Injektionen, sowie die Bereitschaft, bei ersten Anzeichen beginnender Komplikationen sofort zielstrebig zu handeln, absolut nötig.

So wird man bei auffälliger Schläfrigkeit, Abgestumpftheit, allenfalls gestörter Sprache, an ein kommendes Koma gemahnt. Schwacher Puls, der etwa noch unregelmäßig wird, starke Blässe, Schweißausbruch, feucht-kalte Haut u. ä. wird man als Beginn oder Drohung einer Synkope deuten und behandeln. Kurzatmigkeit, eventuell mit einigen tiefen Atemzügen, Dyspnoe, kurzdauernde Intervalle von Apnoe u. ä. sind als Zeichen drohenden Atemstillstands zu werten. Unruhe, Tremor, der in Muskelzuckungen übergeht, besonders in Gesicht oder Extremitäten, können auf mögliche generalisierte Anfälle hindeuten. Bei Beachtung der klinischen Zeichen und entsprechender Therapie kann man Zwischenfälle sicher vermeiden. Insbesondere die Möglichkeit des Vorkommens von Herzstillstand ist zu bedenken. Schnelles und zielstrebiges Handeln kann dann ein letales Ende verhindern.

Demgegenüber sind allergische Zwischenfälle, wie sie bei Anwendung von Substanzen des Estertyps (also Procain usw.) vorkommen, seit der Verwendung der Lokalanaesthetika des Amidtyps ausgesprochen selten geworden. Jucken, Quaddeln, Oedeme, besonders der Augenlider und volaren Unterarmflächen oder Finger (angioneurotische), Absinken des Blutdrucks, eventuell ein Asthmaanfall und äußerst selten ein anaphylaktischer Schock könnten vorkommen. Auch Urticaria, Gelenksschmerzen oder alle übrigen allergischen Erscheinungen können gesehen werden.

Aus dem Gesichtspunkt der Verhütung von Zwischenfällen betrachtet, hat die Gepflogenheit, immer die Einstichstelle vorerst durch eine Hautquaddel unempfindlich zu machen, seine Berechtigung, selbst wenn dies aus technischen Gründen nicht erforderlich oder sogar unerwünscht wäre: dadurch kann man bei einigem Zuwarten sehr oft auf Unverträglichkeit aufmerksam gemacht werden und muß sich nicht auf Patientenangaben verlassen. Wie alles in der Medizin ist aber auch dies keine hundertprozentige Versicherung.

ANDERE ANWENDUNGSARTEN VON LOKALANAESTHETIKA

1. **Oberflächenanaesthesie:**

   Hiezu spezifische Oberflächenanaesthetika für Haut und Schleimhäute, wie z. B. Cocain für das Auge, Quinisocain für Haut und Schleimhäute.

2. **Infiltrationsanaesthesie:**
3. **Feldblock:**   Bei diesen beiden werden nur schwache Konzentrationen der Lokalanaesthetika verwendet. Sie sind nur bei sehr kleinen Eingriffen empfehlenswert, da relativ große Mengen zu vollständiger Anaesthesie benötigt werden.

   Cave: Überschreiten der Maximaldosis des Lokalanaesthetikums.

   Letzteres ist bei Blockaden von Nerven praktisch nicht nötig.

4. **Spinalanaesthesie:**

   Hiezu werden hochprozentige Lösungen verwendet, die entweder als ,,schwer'' bzw. ,,hyperbar'' (= schwerer als Liquor), isobar (= gleiches spezifisches Gewicht wie Liquor), oder als ,,leicht'' bzw. ,,hypobar'' (= leichter als Liquor) bezeichnet werden.

5. **Intravenöse Anaesthesie:**

   Wurde 1908 von Bier eingeführt und hat derzeit eine Renaissance (Holmes 1963, Bell 1963, Adams 1964, Marrifield 1965 und Eriksson 1966). Anwendung nur an Extremitäten. Injektion in blutleere Extremität nach Anlegen eines Stauschlauches, welcher mindestens 50 bis 150 mm Quecksilbersäule über dem arteriellen Blutdruck gehalten wird. Hiezu werden Lösungen ohne Adrenalin verwendet, und zwar halbprozentig, die Menge für den ganzen Arm beträgt 2 bis 3 mg pro kg Körpergewicht, entsprechend etwa 40 ml, für das ganze Bein 5 bis 6 mg pro kg Körpergewicht, entsprechend etwa 60 ml. 10 bis 15 Minuten nach der i.-v. Injektion besteht gute Anaesthesie und ausreichende muskuläre Relaxation. Staubinde-Liegedauer mindestens 15 Minuten, da sonst vermehrt Nebenwirkungen auftreten. Maximal 30 bis 40 Minuten ununterbrochen, dann wird unangenehmes Gefühl empfunden. Absolute Grenze der Liegedauer einer Staubinde ist 1 bis 1½ Stunden.

   2 bis 5 Minuten nach Abnahme der Staubinde besteht wieder normale Empfindung von Reizen.

6. **Antiarrhythmikum:**

   Bei ventriculären (nicht supraventriculären) Arrhythmien, welche gut durch Lidocain oder Mepivacain bei i.-v. Verabreichung beeinflußt werden. Dies z. B. nach Herzinfarkten. Die Initialdosis beträgt 20 bis 50 mg, unter Umständen auch 100 mg, dieses jedoch nur unter EKG-Kontrolle. Injektion langsam i.-v. durch 1 bis 2 Minuten hindurch. Diese kann gefolgt werden von einer Infusion mit 1 bis 2 mg pro Minute, da eine einmalige Injektion nur 10 bis 20 Minuten wirksam ist. Auch bei Infusion empfiehlt sich kontinuierliches Mitschreiben des EKG. Zeichen von Überdosierung sind: PQ-Verlängerung oder QRS-Verbreiterung. Nur Lösungen ohne Adrenalin sind zu verwenden. Wegen der kurzen Wirkungsdauer ist orale Anwendung nicht erfolgversprechend, wenngleich dies auch untersucht wird. Kontraindikation: schwerste Leberschäden, Myasthenia gravis.

Eine generelle Anwendung von Lokalanaesthetika bei jedem frischen Herzinfarkt zur Arrhythmieprophylaxe (z. B. 4,5 mg/kp Körpergewicht Lidocain i. m. in den M. deltoideus) wird diskutiert. Damit werden Lidocainblutspiegel von 2μg erreicht, die genügen. Niedrigere Blutspiegel, wie sie nach Injektion in den M. glutaeus maximus von gleichviel Lidocain beobachtet werden, sind zur Arrhythmieprophylaxe zu wenig. (Nach: Schwartz, M. L., et al., XII. International Congress of Diseases of the Chest, London, 1974). Der experimentelle Beweis, daß ein Lokalanaesthetikum dem Myokard Schutz vor vorübergehender Ischaemie bietet, wurde erbracht (5). Als Antiarrhythmikum ist ein Serumspiegel von 2–5 mg/l (z. B. Lidocain) optimal.

7. **Antiepileptikum:**

Obwohl Lokalanaesthetika bei Überdosierung epileptiforme Krämpfe verursachen, wird die i.-v. Verabreichung von Lidocain in der Dosis von 2 bis 4 mg/kp Körpergewicht (oder auch Mepivacain) in der Beherrschung des Status epilepticus angewandt. Es entspricht die Wirkung einer solchen Injektion der Injektion von 10 mg/kp Pentobarbital (= Nembutal). In der Praxis werden 2 bis 3 mg/kp Körpergewicht nur ohne Adrenalin in 30 bis 45 Sekunden i.-v. verabreicht. Falls keine Wirkung besteht, ist der Patient refraktär. Bei Wirkung wird Therapie fortgesetzt als i.-v. Tropfinfusion mit 6 bis 8 mg pro kp pro Stunde durch 2 bis 3 Stunden hindurch. Maximal: 10 mg/kp/h.

8. **Allgemein:** i.-v. Verabreichung bei überschießender vegetativer Reaktion, Morbus Menière, Vestibularisprüfung, Otoskleroseoperation. Die i.-v. Therapie wird hier wie als Antiepileptikum durchgeführt, d. h. 1 bis 3 mg/kp Körpergewicht in 30 bis 45 Sekunden injizieren. Keine nachfolgende Infusion.

9. **Kupierung allergischer Manifestationen:**

Zur Kupierung von Serumkrankheit und ähnlichen allergischen Zuständen kann eine langsame i. v. Infusion (z. B. von 1 g Lokalanaesthetikum auf 500 ml physiologische NaCl-Lösung = 2% Lösung; Infusionsdauer: 2 Stunden) zu dramatischer Besserung führen (nach Eichholtz, F., cit. s. S. XIII, S. 142).

RELATIVE HÄUFIGKEIT EINIGER WICHTIGER BLOCKADEN

Blockade	insgesamt %	gutartigen		bösartigen
			Prozessen	
Stellatumblockade	8	6	:	1
Lumbale Grenzstrang-blockade	8	2	:	1
Blockade des N. occip. maj.	3	4	:	1
Plexus cerv. profundus	14	1	:	1
Intercostalblockade	3	3	:	2
p. v. segment. Thorakaln.	34	1	:	1
Lumbale Segment. Nn.	14	2	:	1
Sacralblockade	7	1	:	7
Obturatorius	3	alle		keine
Epidurale Seg. Blockade	4	keine		alle
Lokale Infiltration (Gelenke)		alle		keine
und andere Blockaden	2	1	:	1

Pharmakologische Nervenblockaden

Spezieller Teil

RICHTLINIEN DER PRÄSENTATION EINZELNER BLOCKADEN

Der Text jeder einzelnen Blockade ist in ganz bestimmter Weise in Punkte gegliedert, um die Übersicht zu fördern und dem Anfänger zu helfen, sich zurecht zu finden. Für den Erfahrenen hilft diese Gliederung, seltenere Befunde nachzuschlagen oder Vergessenes rasch aufzufinden. Die Zeichnungen unterstützen den Text in jenen Punkten, bei welchen es auf anatomische und visuelle Erläuterungen ankommt.

INDIKATIONEN:

Unter diesem Titel werden verschiedenste Indikationen der jeweiligen Blockade angeführt. Nicht alle Autoren sind sich über alle angegebenen Diagnosen einig und der Leser treffe entweder seine Auswahl oder versuche alle, um persönliche Erfahrung zu sammeln.

1. **Diagnostisch:** Für diese hier genannten Indikationen ist ein rasch und kurz wirkendes Anaesthetikum zu wählen. Die Durchführung dieser Blockade ist dann als Schritt zur korrekten Diagnose zu planen.

2. **Therapeutisch:** Hier ist ein möglichst lang wirksames Anaesthetikum zu wählen und ein etwas verzögerter Wirkungseintritt in Kauf zu nehmen. Je nach dem zu erreichenden Ziel ist die Konzentration des Anaesthetikums zu wählen: für sympatische (vasomotorisch wirksame) Blockade genügen niedrigste Konzentrationen, zur Schmerzausschaltung (wegen möglichst langer Wirkungsdauer) wie zur vollständigen motorischen Blockade höchste Konzentrationen.

3. **Chirurgisch:** Auch hier sind lange wirksame Substanzen zu verwenden, wo diese Indikation möglich ist. Wenn keine solche Indikation besteht, ist dies angegeben.

TECHNIK:

Unter diesem Titel ist das schrittweise Vorgehen, das bei der Durchführung der Blokkade einzuhalten ist, angegeben.

1. **Möglichkeiten:** Wenn mehr als eine Möglichkeit der Ausführung besteht, ist immer diejenige, die den größten Nutzen bringt, und nicht immer die leichteste Art der Durchführung angegeben. Manchmal sind alternative Vorgehen mit Angabe der Vor- und Nachteile beschrieben. Gelegentlich sind, meist zur Vermeidung von Komplikationen, Blockaden anderer Strukturen als Alternative genannt.

2. **Lagerung** des Patienten ist immer von größter Wichtigkeit und sollte nie unterschätzt werden. Sie ist selten auch aus Skizzen erkennbar.

3. **Orientierungspunkte:** Jene Punkte, die zur Orientierung in der korrekten Durchführung jeder einzelnen Blockade absolut wichtig sind, sind hier angegeben. Geübte können die Lokalisation der Einstichstelle der Haut variieren und den manchmal vorliegenden Umständen anpassen. Ungeübte sollten bei unklarer Orientierung die Blockade nicht durchführen, sondern auf eine andere Prozedur ausweichen. Hierbei helfen die Abbildungen.

4. **Zielpunkt** gibt jene Stelle entlang des Verlaufes eines Nerven an, an welcher der Block gesetzt werden sollte. Auf die Umspülung dieser Stelle mit Lokalanaesthetikum kommt es in jedem Falle an. Nur bei Erreichung des Zielpunktes ist eine optimale Wirkung der Blockade möglich.

5. **Vorgehen:** Von der Hautreinigung bis zum Zurückziehen der Nadel nach Durchführung der Injektion ist jeder Schritt chronologisch angegeben. Dazu sind auch die Abbildungen heranzuziehen. Mitunter sind auch gewisse einzuhaltende Vorsichtsmaßnahmen am Ende des Abschnittes erwähnt.

BEURTEILUNG DER WIRKUNG: Hinweise auf die Möglichkeit der Beurteilung der Wirkung sind hier gegeben. Der den Block Ausführende sollte sich immer selbst überzeugen, ob die entsprechende Wirkung, an der der gute Sitz der Blockade beurteilbar ist, eingetreten ist oder nicht.

KOMPLIKATIONEN: Die häufigsten Komplikationen, die bei der entsprechenden Blokkade bekannt sind, werden aufgezählt. Auch einige der seltenen sind meist angegeben. Wenn der Autor eine Komplikation nie erlebt hat, die aus der Literatur als überaus selten bekannt ist, kann diese auch fehlen.

LOKALANAESTHETIKA: Mengenangaben beziehen sich auf rasch wirkende Substanzen (siehe Seiten XII und XIII), in Klammern finden sich Angaben für lang wirksame Mittel.

EINSETZEN UND DAUER DER BLOCKADENWIRKUNG: Hier finden sich nur ungefähre Zahlenangaben. Bei gutem Sitz der Blockade benötigt man wenig Anaesthetikum und wird trotzdem raschere Wirkung und längere Wirkungsdauer als die angegebenen beobachten.

BLOCKADE DES GANGLION STELLATUM

INDIKATIONEN:

1. **Diagnostisch:** DD. verschiedener vasospast. Erkrankungen an Arm und Kopf, Herzkrankheiten und Asthmaformen. Bestimmung der Wirksamkeit von thorakaler/cervicothorakaler Sympathectomie. Klärung der Ursachen des Cervicalsyndroms.

2. **Therapeutisch:**

   a) Beeinflussung vasospastischer Zustände in Arm, Gesicht, Hirn, Lunge, wie z. B. arterieller Dysfunktion (Scalenus-Syndrom, Volkmannsche Kontraktur, Morbus Raynaud, Morbus Bürger, Thrombose oder Embolie in Arm, Lunge und Gehirn), venöse Dysfunktionen (Thrombophlebitis, postphlebitisches Oedem) und Kombinationsformen (Lymphoedem des Armes, aber nicht nach Amputatio mammae, s. S. 112), sowie Kältetrauma, cervicale Migräne und Menière.

   b) Behandlung posttraumat. Dystrophien des Knochens, posttraumat. Osteoporose, Causalgien und Phantomschmerz des Armes; Hyperhidrosis der oberen Körperhälfte. Versuchsweise bei Thalamussyndrom.

   c) Beeinflussung verschiedener Schmerzsymptome bei Affektionen, die durch Unterbrechung der sympathischen Grenzstrangbahnen günstig beeinflußt werden, wie z. B. bei schlecht heilenden Ulcera, Herpes zoster, anginösen Schmerzen, Status asthmaticus, sowie zur Unterstützung von plastisch-chirurgischen Eingriffen an Arm, Hals und Gesicht bei insuffizienter Durchblutung. Cardiale Dekompensation (dadurch Anhebung einer gesenkten ST-Strecke im EKG); Hirnoedem (unterstützend); Schulter-Hand-Syndrom; subacromiale Bursitis; Epicondylitis. Bei Lungenoedem bds. Block. Kopfschmerz nach Carotisdesobliteration.

   d) Praeoperativ vor Eingriffen an den Coronararterien zum Schutz vor postoperativ auftretender Hypertonie (7); der linksseitigen Stellatumblockade wird eine spezifische Wirkung (Aufhebung der inhomogenen Repolarisation der Herzhinterwand) nachgesagt und sie besitzt eine mehrfach bewiesene Schutzwirkung vor Kammerflimmern (87); auch rezidivierende ventrikuläre Extrasystolen bzw. Tachykardien können beseitigt werden.

3. **Chirurgisch:** keine.

TECHNIK:

1. **Möglichkeiten:** mehr als 34 Methoden sind auf prinzipiell folgenden Wegen möglich: via anterior, anterolateralis, lateralis, superolateralis und posterior.
   Die einfachste, sicherste und problemloseste ist die via anterior. Nur bei Patienten, deren HWS nicht hyperextendiert werden darf, empfiehlt sich die via anterolateralis.

2. **Lagerung:** Wie in Skizze 2 dargestellt: Patient in Rückenlage, Polster unter den Schultern, HWS in Hyperextension.

3. **Orientierungspunkte:** sind das Pomum adami, der Vorderrand des Musculus sternocleidomastoideus und das Iugulum. Zum Auffinden der Einstichstelle empfiehlt sich bei Normalpersonen das in Abb. 3 angegebene Verfahren; bei Dick- oder Kurzhalsigen Modifikation, um nicht zu weit lateral zu kommen.

4. **Zielpunkt:** ist das Ganglion stellatum, welches vor dem Processus transversus des HW VII liegt (Abb. 1), bzw. vor dem Köpfchen der ersten Rippe, medial der A. vertebralis.

5. **Vorgehen:** Patient wird angewiesen, nicht zu sprechen, nicht zu schlucken und die Lagerung nicht zu verändern. Nach Hautreinigung und Anlegen einer Hautquaddel (meist nicht erforderlich) wird in genau vertikaler Nadelführung die Nadel (von 5 cm Länge) immer **mit** angesetzter 10-ml-Spritze und nach Füllung der Nadel mit Flüssigkeit vorgeschoben, bis man auf Knochenwiderstand stößt. Dieser Punkt ist nur selten mehr als 3,5 cm unter der Haut gelegen. Wird bis dahin kein

Knochen angetroffen, sondern werden vielleicht vom Patienten Paraesthesien im Bereich des Plexus brachialis angegeben, ist die Nadel zurückzuziehen und mit neuer Einstichrichtung etwas mehr nach cranial oder caudal Knochenfühlung zu suchen. Sodann wird die Nadel 1 mm zurückgezogen und nach Aspiration die Spritze geleert. Es führt dies zu einer Umspülung mit Lokalanaesthetikum nicht nur des Ganglion stellatum, sondern auch des Ganglion cervicale medius, sowie der obersten 4 thorakalen Grenzstrangsegmente der gleichen Seite.

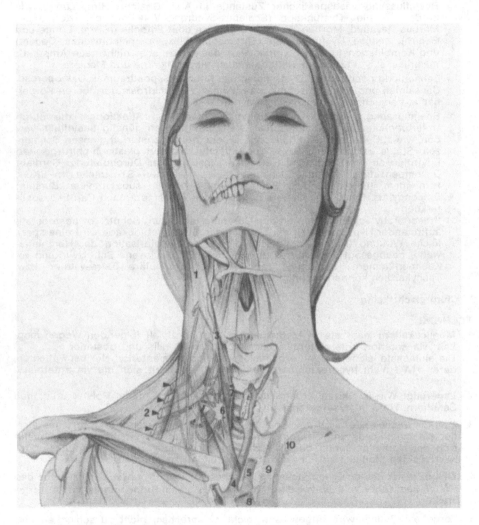

1	M. sternocleidomastoideus	6	Ggl. stellatum
2	Pl. brachialis	7	N. recurrens
3	Ggl. cervic. medium	8	Tr. brachiocephalicus
4	V. thyreoidea ima	9	A. carotis comm. sin.
5	V. jugularis interna	10	A. subclavia

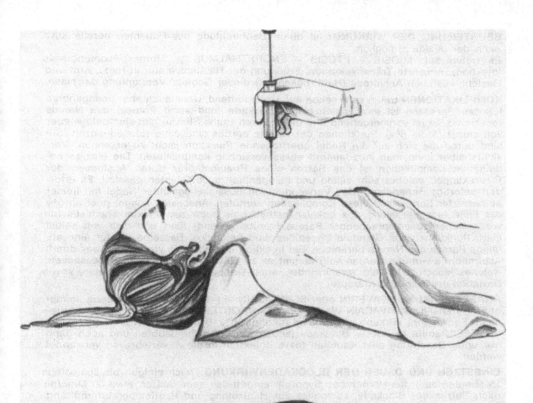

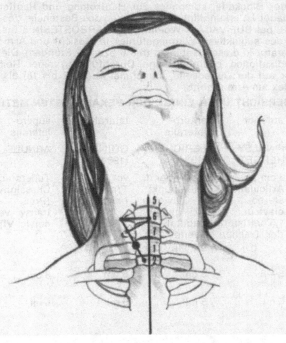

BEURTEILUNG DER WIRKUNG: ist durch Beobachtung des Patienten bereits kurz nach der Injektion möglich.

Es treten auf: MIOSIS – PTOSIS – ENOPHTHALMUS (= Horner), conjunctivale Injektion, vermehrte Tränensekretion, Erhöhung der Hauttemperatur in Hand, Arm und Gesicht, wie auch Anhidrose (Hauttrockenheit) dieser Gebiete. Verstopfung der Nase.

KOMPLIKATIONEN treten sehr selten auf. Unbedeutend, wenn auch eher unangenehm für den Patienten ist eine gleichzeitige Blockade (und somit Parese) des Nervus recurrens. Sie ist vorübergehend und die dadurch rauhe Stimme gibt sich bald wieder von selbst (5 bis 8%). Punktionen der Arteria carotis sind ohne Konsequenzen. Sie sind durch die sich auf die Nadel übertragende Pulsation leicht zu erkennen. Vorsichtshalber kann man kurzdauernd etwas vorsichtig komprimieren. Die einzige bedeutende Komplikation ist das Setzen eines Pneumothorax durch Anstechen der Pleurakuppel, welches sehr selten und gelegentlich auch Geübten passiert. Es erfordert sofortige Behandlung. Das Verwenden von flüssigkeitsgefüllter Nadel mit immer aufgesetzter Spritze soll diese Komplikation verhüten. Ansonsten kommt noch in 5% der Fälle eine Verteilung des Lokalanaesthetikums auch zum Plexus brachialis hin vor, welches zu entsprechender Parese (vorübergehend) führt und sich von selbst klärt. Punktionen von Glandula thyreoidea sind belanglos. Dasselbe gilt für eine allfällige Parese des Nervus phrenicus. Bei Injektion in die Arteria vertebralis (was durch Aspiration ja verhütet werden soll) kommt es zu plötzlich auftretendem Ohrensausen, welches jedoch sehr bald verschwindet. Auch Doppelbilder können auftreten, sowie Deviation der Bulbi und Krämpfe.

ANAESTHETIKUM: MEAVERIN oder SCANDICAIN, 5 (–10) ml. 1%ig oder 2%ig, immer ohne Adrenalin. BUPIVACAIN-Woelm oder CARBOSTESIN 3–5 ml, 0,25%, ohne Adrenalin. Für längere Wirkung auch 1,5 ml Alkohol 96%. BUPIVACAIN-Woelm oder CARBOSTESIN sollte bei dieser Blockade jedoch nur von sehr Geübten und auch dann nur unter Beachtung aller Kautelen (cave: Injektion in die A. vertebralis!) verwendet werden.

EINSETZEN UND DAUER DER BLOCKADENWIRKUNG: Nach einigen bis spätestens 15 Minuten muß das Hornersche Syndrom aufgetreten sein. Später, etwa 30 Minuten nach Setzen der Blockade, kommt es zur Hautrötung und Hauttemperaturerhöhung. Die Wirkungsdauer ist erkenntlich an der Dauer des Bestehens des Hornerschen Syndroms (2 bis 3, bei BUPIVACAIN-Woelm oder CARBOSTESIN 6 bis 12 Stunden) sowie an der Dauer des subjektiven Wärmegefühles in Gesicht und Arm und der Erhöhung der Hauttemperatur in diesen Gebieten (bis 6 bzw. 12 Stunden). Die meisten der therapeutischen Indikationen bedingen eine Durchführung einer Reihe von Blockaden (meist 5 + 1 × auf der Gegenseite, manchmal auch 12 bis 18) als Serie. Auch: oszillatorischer Index am Arm erhöht.

ÜBERSICHT ÜBER EINIGE DER BEKANNTESTEN METHODEN

Via	anterior	antero-lateralis	lateralis	supero-lateralis	posterior
Autor:	FINDLEY HERGET	LERICHE (1934)	GOINARD (1934)	ARNULF	MANDL (1925)
Einstich:	3 cm über d. Articulatio sterno-clavicul. 1,5 cm lateral der Trachea	2 cm über d. Mittelpunkt d. Clavicula 45° gegen Sagittal-ebene geneigt	vor dem Trapezius-rand	Tuberculum Chassigny (Proc. transv. vert. cervic. VI)	4 cm lat. d. Proc. spin. d. HW VI, 25° gegen sagittal 15° gegen transversal (nach unten)
Nadellänge:	5—8 cm	8 cm	8 cm	8 cm	8 cm
Mindest-menge:	5 ml	5 ml	5 ml	5 ml	5 ml

BLOCKADE DES PLEXUS CERVICALIS (PROFUNDUS)

INDIKATIONEN:

1. **Diagnostisch:** DD. verschiedener Neuralgien im Kopf-, Hals- (C 2 und 3) und Schulter-(C 4,5)Bereich
2. **Therapeutisch:** Ausschaltung von Occipitalkopfschmerz und gewissen Hals-Nakken-Schulter-Schmerzen.
3. **Chirurgisch:** keine.

TECHNIK:

1. **Möglichkeiten:** Vorzugsweise von lateral; via posterior wesentlich schwieriger durchzuführen.
2. **Lagerung:** Rückenlage, ohne Polster unter dem ganz zur kontralateralen Seite gedrehten Kopf.
3. **Orientierungspunkte:** Die Haut über dem Processus mastoideus und dem Tuberculum anterius proc. lat. vert. cerv. VI. (Tuberculum caroticum Chassaignac = prominentester Querfortsatz der HWS) wird markiert und beide Punkte durch eine Linie verbunden. 0,7 bis 1,0 cm von dieser Linie entfernt liegen die Einstichstellen der drei meistblockierten Cervicalnerven C 2, 3 und 4. Der Transversalfortsatz von C 2 ist etwa 1½ cm caudal des Proc. mastoideus, jeder weitere Transversalfortsatz weitere 1 bis 1½ cm caudal vom vorhergehenden.
   Nur wenn die eindeutige Palpation der Querfortsätze gelingt, ist diese Blockade gefahrlos durchführbar; ansonsten (z. B. bei gedrungenem Hals mit mächtigen Weichteilmassen) ist sie besser zu unterlassen.
4. **Zielpunkt:** Der entsprechende Cervicalnerv, im Sulcus des Querfortsatzes; 1½ bis 3 cm unter Hautniveau (der cranialste Querfortsatz liegt am tiefsten!).
5. **Vorgehen:** Nach exakter Lagerung und Palpation der entsprechenden Querfortsätze werden diese markiert (Skizze). Nach Kontrolle der Markierung Hautreinigung und Setzen von Quaddeln. Nun Einstechen der dünnen, 3 bis 5 cm langen Nadel mit leicht nach caudal gerichteter Spitze (dies verhütet Punktion der Dura). Sofortige Fixierung der Nadel bei Auftreten von Paraesthesien. Aspiration mit trockener Spritze. Injektion von 3 bis 5 ml Lokalanaesthetikum.

BEURTEILUNG DER WIRKUNG: Meist treten Paraesthesien auf, und zwar: occipitomastoideal (C 2), lateral am Hals (C 3) oder über der Clavicula (C 4). Prüfung durch Beobachtung der Hyp- oder Anaesthesie in den entsprechenden Hautsegmenten (Nadelspitze).

KOMPLIKATIONEN: Wird zu viel Anaesthetikum (8 ml oder mehr pro Segment) injiziert, kommt es leicht zum Diffundieren (und damit zum Blockieren) von C 2 aus: zum Vagus, Hypoglossus und Akzessorius sowie dem Ggl. cervicale superius. Dies führt zu temporärer Pulsfrequenzsteigerung und Aphonie; bei C 3 und 4 wird der N. phrenicus und der 5. Cervicalnerv überschwemmt (temporäre Zwerchfell-Lähmung der gleichen Seite). Wird bei Aspiration klare Flüssigkeit aspiriert (nur wenn Nadel nach cranial gerichtet wurde!), ist dies Liquor und ein Zeichen von Durapunktion. Die Nadel ist dann zu entfernen und die Blockade als Versuch abzubrechen.

ANAESTHETIKUM: MEAVERIN oder SCANDICAIN, 1- bis 2%ig bzw. BUPIVACAIN-Woelm oder CARBOSTESIN, 0,25- bis 0,5%ig, meist ohne Adrenalin (1 : 200.000), jeweils 3 bis 5 ml pro Segment und Seite.

EINSETZEN UND DAUER DER BLOCKADENWIRKUNG: Nach 2 bis 5 (bis 10) Minuten ist die volle Wirksamkeit erreicht. Dauer bei MEAVERIN oder SCANDICAIN: 1½ bis 3 Stunden. Bei gutem Effekt kann diese Blockade mit Alkohol wiederholt werden, doch ist dies bei Verwendung des überaus lange wirkenden BUPIVACAIN-Woelm oder CARBOSTESIN (12 bis 16 Stunden) meist nicht nötig.

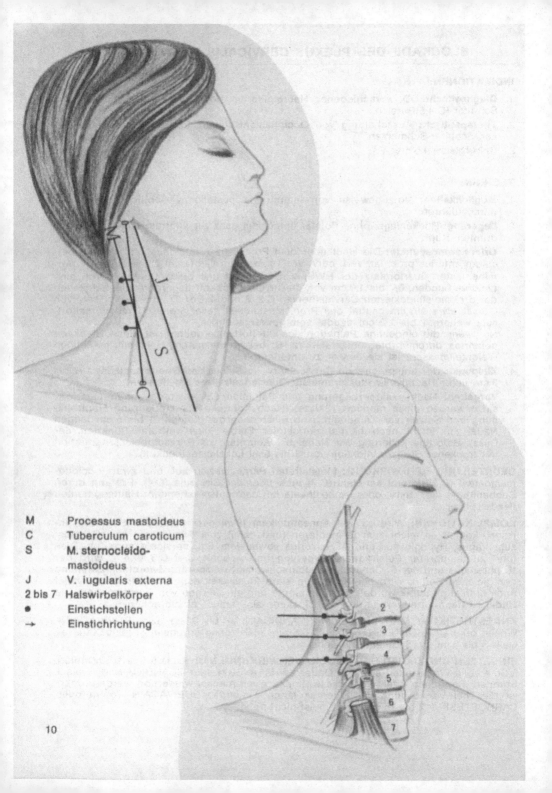

M	Processus mastoideus
C	Tuberculum caroticum
S	M. sternocleido- mastoideus
J	V. iugularis externa
2 bis 7	Halswirbelkörper
●	Einstichstellen
→	Einstichrichtung

10

BLOCKADE DES N. PHRENICUS

INDIKATIONEN:

1. **Diagnostisch:** Prognose über Wirkung des chir. Durchtrennens oder der Quetschung des N. phrenicus.
2. **Therapeutisch:** In der Th. d. Singultus.
3. **Chirurgisch:** Zur Stillegung der Zwerchfellbewegung (manchmal).

TECHNIK:

1. **Möglichkeiten:** Percutan oder am offenen Thorax (zu I. 3)
2. **Lagerung:** Rückenlage, ohne Kopfpolster, Kopf zur Gegenseite gedreht.
3. **Orientierungspunkte:** Lateraler Teil des clavicularen Ansatzes des M. sternocleidomastoideus sowie M. scalenus ant. knapp 2 cm über der Clavicula.
4. **Zielpunkt:** N. phrenicus (siehe Skizze).
5. **Vorgehen:** Nach Hautreinigung wird etwa 2 cm cranial der Clavicula am lateralen Rand des M. sternocleidomastoideus eine Hautquaddel gesetzt. Das weitere Vorgehen ist bei rechts- oder linksseitigem Block in der Handhaltung des Blockierenden leicht verschieden (siehe Skizze). Mit Daumen und Zeigefinger wird nunmehr der Muskel von der Gefäßscheide der Carotiden weggezogen und mit einer an eine volle 10-ml-Spritze angesetzten, kurzen (etwa 3,5-cm-)Nadel durch die Quaddel eingestochen. Die Nadel wird 2 bis 2,5 cm hinter dem M. sternocleidomastoideus in transversaler Richtung vorgeschoben, so daß sie in dem Raum zwischen diesem Muskel und dem M. scalenus ant. zu liegen kommt. Dabei kann die Nadelspitze mit dem den medialen Rand des M. st. umfassenden Finger in ihrer Lage kontrolliert werden. Nach Aspiration und unter Injektion von 10 ml wird nunmehr die Nadel langsam zurückgezogen und entfernt.

Alternative: Blockade von C 3, 4, und 5 (S. 9).
Cave: nie bilateral blockieren!

BEURTEILUNG DER WIRKUNG: Einzige sichtbare Auswirkung ist Stillegung der gleichseitigen Zwerchfellbewegung, beobachtbar durch Tiefatmenlassen oder fluoroskopisch.

KOMPLIKATIONEN: Keine. Gelegentlich kommt es durch Diffusion des Lokalanaesthetikums zu einem Hornerschen Syndrom (Grenzstrang) oder kurzdauernder Parese des N. recurrens. Bei Beachtung der Richtlinien zum Vorgehen kann es nicht zu intravasalen Injektionen oder Pneumothorax kommen.

ANAESTHETIKUM: 15 bis 20 ml 0,5%- oder besser 10 ml 1- bis 2%-Lösung von MEAVERIN oder SCANDICAIN ohne oder mit Adrenalin, 1:200.000. Seltener 10 ml 0,25%-(5 ml 0,5%-) Lösung von BUPIVACAIN-Woelm oder CARBOSTESIN ohne oder mit Adrenalin.

EINSETZEN UND DAUER DER BLOCKADENWIRKUNG: Nach 5 bis 15 Minuten (kürzere Zeit: MEAVERIN oder SCANDICAIN, längere Zeit: BUPIVACAIN-Woelm oder CARBOSTESIN) ist der Block voll wirksam. Die Dauer beträgt bei MEAVERIN oder SCANDICAIN 1½ bis 3 Stunden, bei BUPIVACAIN-Woelm oder CARBOSTESIN 4 bis 8 Stunden. Hiebei geben die adrenalinhaltigen Lösungen höherer Konzentration die längere Wirkungsdauer.

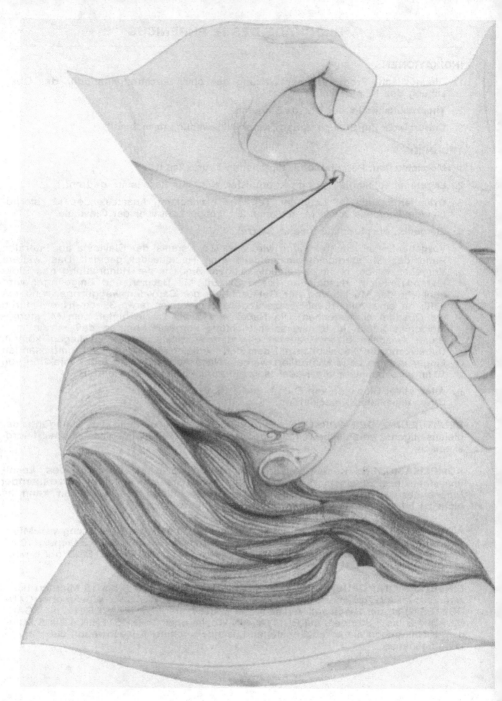

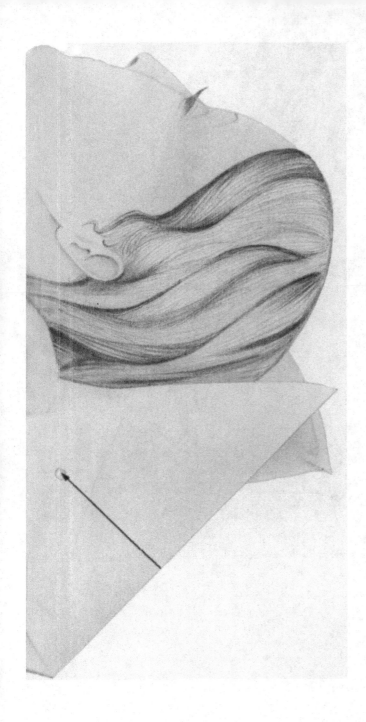

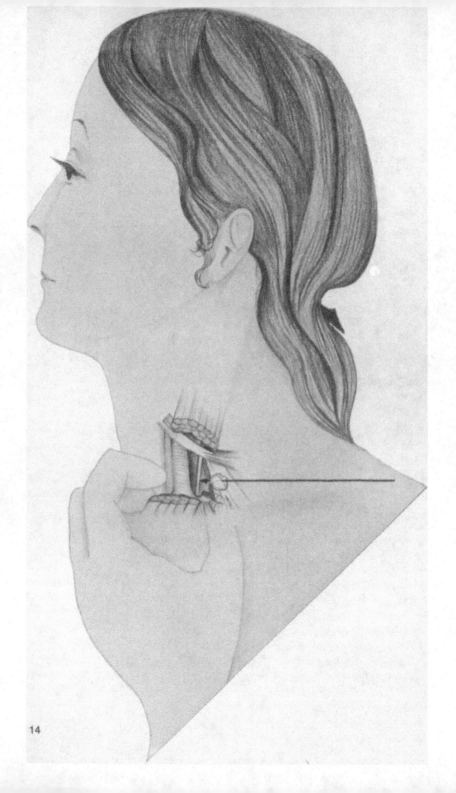

BLOCKADE DES PLEXUS BRACHIALIS

INDIKATIONEN:

1. **Diagnostisch:** Differentialdiagnose organischer und funktioneller Schmerzzustände im Bereich des Armes.

2. **Therapeutisch:** Schmerzzustände im entsprechenden Bereich des Armes (ab distalem Drittel des Oberarmes), Neuralgien, Causalgien, sowie gelegentlich mit Alkohol durchgeführte Blockaden bei durch maligne Prozesse verursachten Schmerzen (im Terminalstadium).

3. **Chirurgisch:** Zu Operationen an Unterarm und Hand, sowie zur Reposition von Schulterluxationen (aber nur mittels supraclaviculärer Methode).

TECHNIK:

1. **Möglichkeiten:** Via supraclavicularis (Kulenkampff), axillaris (Hirsche de Jong), interscalena (Winnie), paravertebralis lateralis, paravertebralis posterior und infraclavicularis. Die am häufigsten angewandten sind die ersten drei. Dabei ist die Frequenz der Nebenwirkungen bei der zweitgenannten Methode am geringsten, aber auch die Ausdehnung der Blockade ist bei dieser Technik am geringsten (wenn nicht Tricks, z. B. Daumendruck peripher der Injektionsstelle während der Injektion und proximal gerichtete Nadelspitze, angewandt werden). Nimmt man die Ultraschalldopplermethode zur Nadellokalisation bei der erstgenannten Methode zu Hilfe, gibt es auch hier nur geringe Nebenwirkungen (48). Die zweitgenannte Methode gibt keine Beeinflussung der Schultergelenksschmerzen. Statt einer Einzelinjektion kann bei den ersten drei genannten Methoden auch ein Verweilkatheter zur öfteren Injektion und protrahierten Wirkung verwendet werden. Nur die beiden erstgenannten Methoden werden durch Skizzen erläutert. Beschreibung vorerst der Technik nach der **Via axillaris:**

2. **Lagerung:** Patient in Rückenlage, mit kleinem Polster unter der obersten BWS, dadurch leichte Hyperextension der HWS und Zurückfallen der Schultern. Nunmehr Drehen des Kopfes zur Gegenseite, sowie möglichst caudale Verlagerung der gleichseitigen Schulter (z. B. durch Zug am Arm).

3. **Orientierungspunkte:** sind Mitte der Clavicula. Durch leichtes Kopfheben in gedrehter Stellung hinterer Rand des Musculus scalenus anterior; Arteria subclavia (Skizze).

4. **Zielpunkt:** ist der Plexus brachialis bei seinem Verlauf über der Oberfläche der 1. Rippe (Skizze).

5. **Vorgehen:** Nach Hautmarkierung und Hautreinigung wird eine Quaddel 1 cm cranialwärts der Clavicula gesetzt. Sodann wird eine 5 cm lange, flüssigkeitsgefüllte Nadel mit flacher Spitze und immer aufgesetzter 10-ml-Spritze langsam durch die Quaddel vorgebracht, in caudaler, etwas medial-dorsaler Richtung, bis maximal etwa 3 cm unter die Haut. Dabei wird der Dornfortsatz des 3. BW anvisiert. Es soll zu Paraesthesien im Gebiet des Plexus brachialis kommen (1,5 bis 2 cm unter der Haut): ist dies der Fall, wird die Nadel arretiert, aspiriert, und 10 ml werden mäßig langsam injiziert.
Alsdann Ansetzen einer neuen gefüllten 10-ml-Spritze, sowie Vorschieben der Nadel bis zu Knochenkontakt mit der 1. Rippe. Sodann Injektion unter langsamem Zurückziehen der Nadel bis zur Fascie, etwa 1 cm unter Hautniveau, wobei alle 10 ml injiziert werden. Eventuell werden nach neuerlichem Ansetzen einer vollen 10-ml-Spritze weitere 7 bis 10 ml hinter die Arteria subclavia bei in etwas medioposteriorer und etwas latero-posteriorer Richtung vorgebrachter Nadel injiziert.

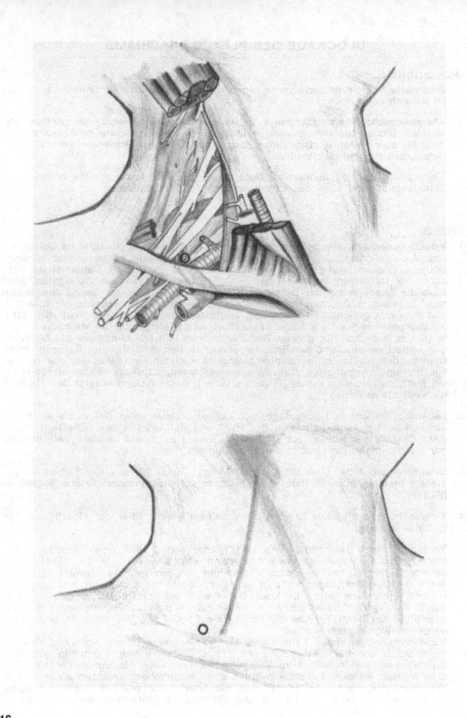

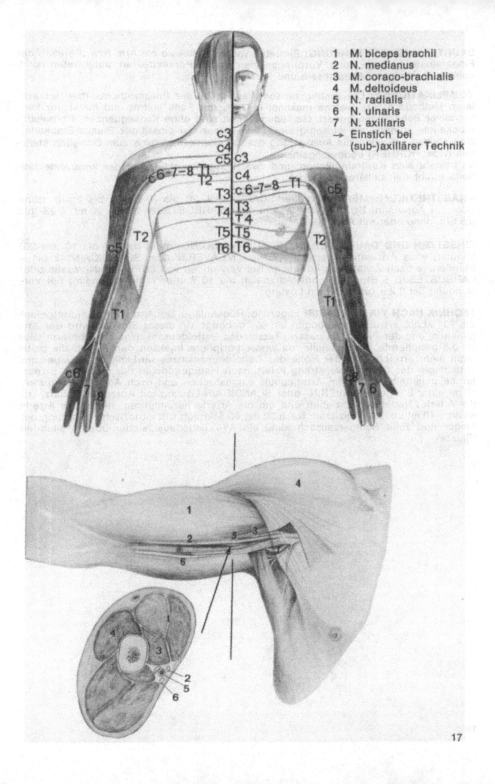

1 M. biceps brachii
2 N. medianus
3 M. coraco-brachialis
4 M. deltoideus
5 N. radialis
6 N. ulnaris
7 N. axillaris
→ Einstich bei
(sub-)axillärer Technik

17

BEURTEILUNG DER WIRKUNG: Eintreten von Anaesthesie am Arm bzw. Paresen der Fingermuskel. Wenn beim Vorbringen der Nadel Paraesthesien aufgetreten sind, kommt es immer zu Anaesthesie und Paresen.

KOMPLIKATIONEN: Die wichtigste Komplikation ist der Pneumothorax (bei der axillären Methode nicht), welche maximal in 0,6% der Fälle auftritt und meist nur konservativer Behandlung bedarf. Gefäßpunktionen sind ohne Konsequenzen, Phrenicus-Blockaden, solange sie einseitig sind (also immer bei einseitiger Plexus-Blockade). sind ebenso wie allenfalls Ausbreitung des Lokalanaesthetikums zum Ganglion stellatum (vide: HORNER) bedeutungslos.
Es besteht eine Kontraindikation: und zwar Lungenresektion auf der kontralateralen Seite (nicht bei axillärer Methode).

ANAESTHETIKUM: MEAVERIN oder SCANDICAIN, 20 bis 30 ml, 1- bis 2%ig, ohne oder mit Adrenalin. BUPIVACAIN-Woelm oder CARBOSTESIN 10 bis 20 ml, 0,25- bis 0,5%ig, ohne oder mit Adrenalin.

EINSETZEN UND DAUER DER BLOCKADENWIRKUNG: meist nach 5 bis 10 (bis 20) Minuten volle Anaesthesie erreicht. Dauer: MEAVERIN oder SCANDICAIN: 2 bis 4 Stunden, je nach Zusatz von Adrenalin. Bei Verwenden von BUPIVACAIN-Woelm oder CARBOSTESIN: 5 Stunden (ohne Adrenalin) bis 16 Stunden (mit Adrenalin) bei Verwendung der 0,25- bis 0,5%igen Lösung.

TECHNIK NACH VIA AXILLARIS: Lagerung: Rückenlage. Der Arm ist im Schultergelenk um 90° abduziert und im Ellbogen um 90° gebeugt. (In dieser Stellung wird der Arm gehalten, und der Patient ist passiv.) Tasten des Deltoideusansatzes am Oberarm. Dies ist die peripherste Einstichstelle, da weiter periphere Injektion den N. radialis distal nicht mehr erreicht. Auf der Höhe des Deltoideusansatzes wird mit dem Zeige- und Mittelfinger der Gefäßnervenstrang fixiert, nach Hautquaddel in der medialen Bizepsfurche unmittelbar vor dem Arterienpuls eingestochen und nach Aspiration injiziert: 10 ml einer 2%igen MEAVERIN- oder SCANDICAIN-Lösung mit Adrenalin-Zusatz, vor die Arterie, Nadel zurückziehen und um die Arterie herumführen; hinter die Arterie weitere 10 ml Lösung injizieren. Nach 30 bis 40 Minuten tritt motorische Lähmung der Finger und volle Schmerzausschaltung ein. Wirkungsdauer sicher über 3 Stunden (Skizze).

BLOCKADE DES N. ULNARIS

INDIKATIONEN:

1. **Diagnostisch:** Ortung und Differentialdiagnose von Schmerzzuständen der oberen Extremität.
2. **Therapeutisch:** Siehe N. radialis.
3. **Chirurgisch:** Eingriffe am kleinen Finger und 5. Metacarpale.

TECHNIK:

1. **Möglichkeiten:** Blockade ist am Ellenbogen und am Handgelenk möglich.
2. **Lagerung:** Rückenlage, bei Blockade am Ellenbogen Oberarm senkrecht zur Unterlage und innen rotiert, Ellenbogen gebeugt.
   Am Handgelenk: Hand in Supinationsstellung.
3. **Orientierungspunkte:**

Ellenbogen	Handgelenk
Grübchen zwischen Epicondylus med. humeri und Olecranon (Sulcus nervi ulnaris). Hier können durch Druck mit dem Fingernagel Paraesthesien (in den kleinen Finger) ausgelöst werden.	Von der Mitte des Processus styl. ulnae wird eine Linie kreisrund um das Handgelenk gezogen. Unter festem Faustschluß wird die Sehne des M. flex. carpi ulnaris gesehen oder palpiert und an deren radialer Seite die Einstichstelle markiert. Lateral davon liegt die A. ulnaris.

4. **Zielpunkte:** N. ulnaris im Sulcus ulnaris bzw. zwischen A. ulnaris und der Sehne des M. flex. carpi ulnaris.

5. **Vorgehen:**

   a) Am **Ellenbogen:** Nach Hautreinigung und Setzen einer Quaddel an dem vormarkierten Punkt wird eine 3 bis 5 cm lange Nadel an 10-ml-Spritze angesetzt und durch die Quaddel in Nervenrichtung eingestochen. 0,5 bis 1,5 cm unter der Haut wird zumeist das Gefühl von Paraesthesien erzeugt. Ist dies nicht der Fall, darf die Nadel nicht tiefer als 2,5 cm eingestochen werden. Beim Auftreten von Paraesthesien nach Aspiration 5 bis 10 ml injizieren. Blockade am Ellenbogen ist erfolgreicher und nicht nur einfacher als am Handgelenk, da 5 cm distal der Blockadestelle am Ellenbogen der N. ulnaris einen Ramus dorsalis abgibt und dieser am Handgelenk nicht erreicht wird.

   b) Am **Handgelenk:** Nach Hautreinigung und Setzen einer Quaddel an der vormarkierten Stelle wird mittels einer 3 cm langen Nadel und angesetzter 10-ml-Spritze senkrecht zur Haut eingestochen und bis max. 2 cm vorgeschoben. Bei Auftreten von Paraesthesien werden 5 bis 10 ml nach Aspiration injiziert. Sonst muß die Nadel zurückgezogen und in einer wenig von der ursprünglichen Richtung abweichenden neuerlich vorgeschoben werden. Zusätzlich, um den Ramus dorsalis zu erreichen, wird die Hälfte der dorsalen Zirkumferenz an der ulnaren Seite intradermal und subcutan infiltriert. .

BEURTEILUNG DER WIRKUNG: Der kleine Finger wird jeweils schmerzunempfindlich.

KOMPLIKATIONEN: Keine (außer intravasale Injektionen am Handgelenk, welche durch Aspiration zu vermeiden sind).

ANAESTHETIKUM: 5 bis 10 ml der 1%igen Lösung von MEAVERIN oder SCANDICAIN bzw. der 0,25%igen Lösung von BUPIVACAIN-Woelm oder CARBOSTESIN. Gelegentlich auch mit Adrenalin, 1 : 200.000.

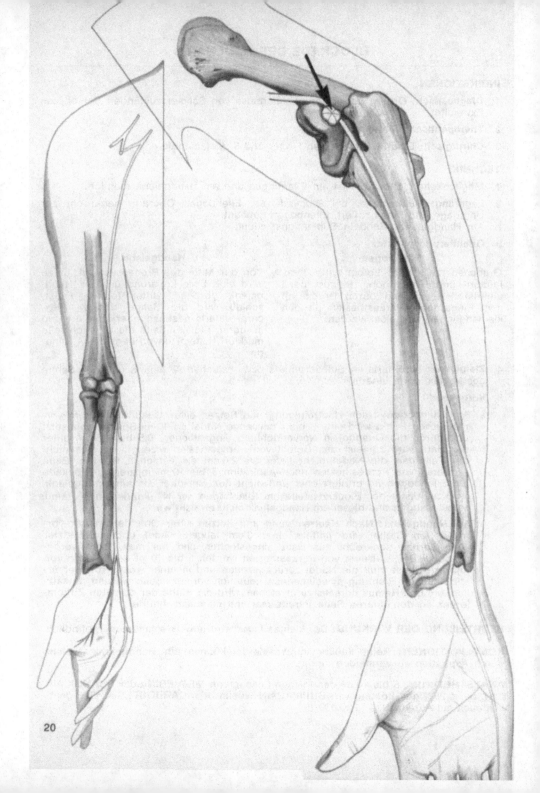

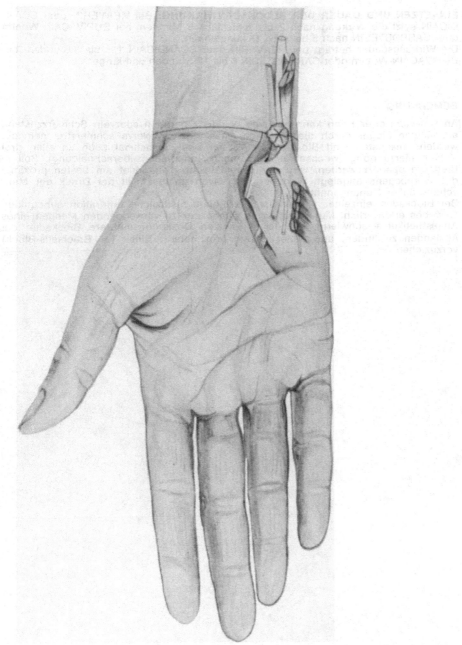

EINSETZEN UND DAUER DER BLOCKADENWIRKUNG: Bei MEAVERIN oder SCAN-
DICAIN setzt die Wirkung nach 2 bis spätestens 5 Minuten, bei BUPIVACAIN-Woelm
oder CARBOSTESIN nach 5 bis max. 15 Minuten ein.
Die Wirkungsdauer beträgt bei MEAVERIN oder SCANDICAIN 1½ bis 3 Stunden, bei
BUPIVACAIN-Woelm oder CARBOSTESIN 6 bis 12 Stunden und länger.

BEMERKUNG

An Unterarm oder Hand kann nur eine Wunde, Operation oder ein Schmerzzustand
am kleinen Finger durch die Blockade eines einzigen Nervs schmerzfrei gemacht
werden. Ansonsten sind Blockaden meist an zwei, manchmal auch an allen drei
Nerven hierzu nötig (wechselnde Versorgung, Innervationsüberschneidung). Soll in
Blutleere operiert werden, wird der pneumatische Tourniquet am besten proximal
des Ellenbogens angelegt. Wird peripher davon geblockt, ist der Druck der Man-
schette äußerst unangenehm.
Bei Blockaden einzelner Nerven ist meist eine zusätzliche Infiltration subcutanen
Gewebes erforderlich. Manchmal ist es wegen der zu verwendenden Mengen eines
Anaesthetikums schwierig, mit der maximalen Dosis für mehrere Blockaden das
Auslangen zu finden, und daher ist ein proximalerer Block (= Brachialis-Block)
vorzuziehen.

BLOCKADE DES N. MEDIANUS

INDIKATIONEN:

1. **Diagnostisch:** In der Klärung von Schmerzzuständen an der oberen Extremität.
2. **Therapeutisch:** In der Behandlung von Schmerzzuständen und vasospastischen Zuständen an Arm und Hand im Innervationsbereich des N. medianus.
3. **Chirurgisch:** Kleine Eingriffe im Versorgungsbereich des N. medianus.

TECHNIK:

1. **Möglichkeiten:** Am Ellenbogen oder am Handgelenk.
2. **Lagerung:**

Ellenbogen	Handgelenk
Rückenlage, Arm abduziert, Ellenbogen gestreckt. Hand supiniert.	Rückenlage, abduzierter Arm, vorerst gebeugter Ellenbogen und Faustschluß (Orientierung). Dann gestreckter Ellenbogen und supinierte Hand (Durchführung des Blockes).

3. **Orientierungspunkte:**

Ellenbogen	Handgelenk
An der Verbindungslinie der beiden Epicondylen (humeri) wird knapp medial des Kreuzungspunktes mit der A. brachialis die Haut markiert.	In Höhe des Proc. styloides ulnae wird eine kreisförmige Linie volar um den Unterarm gezogen oder gedacht. Durch den forcierten Faustschluß tritt die Sehne des M. palmaris longus vor. Radial davon wird die gezogene Linie markiert.

4. **Zielpunkt:**

Ellenbogen	Handgelenk
N. medianus. Unterhalb der Hautmarkierung liegend.	N. medianus, liegt zwischen Sehnen des M. palm. longus und Flexor carpi radialis (Skizze).

5. **Vorgehen:**

Ellenbogen	Handgelenk
Nach Hautreinigung und Setzen einer Quaddel 2 cm distal des markierten Punktes medial der A. brachialis wird eine 5 cm lange Nadel an gefüllter 10-ml-Spritze, etwa 30° gegen die Haut geneigt, durch die Quaddel so eingestochen, daß deren Spitze zwischen Einstich und Markierungspunkt den Lacertus fibrosus durchsticht. Dann wird die Nadel noch bis unter den Markierungspunkt vorgeschoben und arretiert, wenn Paraesthesien auftreten. Ist dies nicht der Fall, wird sie bis zum Lacertus fibr. zurückgezogen und in flacherer Stichrichtung neuerlich vorgeschoben (neben der A. brachialis). Nach Aspiration und Instillation von 5 (bis 10) ml Entfernung der Nadel.	An der angezeichneten Stelle (lateral-radial der Sehne des M. flexor palm. longus) wird nach Hautreinigung eine Quaddel gesetzt und mit 2 cm langer Nadel senkrecht zur Haut eingestochen, bis Paraesthesien auftreten. Sodann Arretierung und nach Aspiration Injektion von 5-ml-Lokalanaesthetikum. Entfernung der Nadel. Manchmal muß die Nadel zurückgezogen werden und fächerförmig neuerdings mehrmals eingestochen werden, da der N. med. auch hinter der Sehne des M. flexor carpi radialis liegen kann.

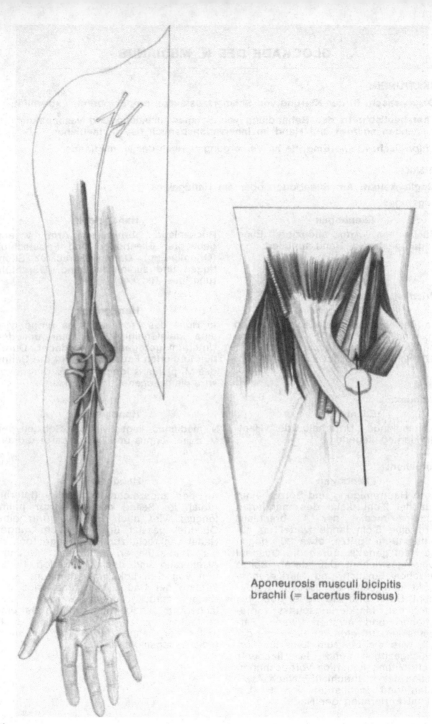

Aponeurosis musculi bicipitis
brachii (= Lacertus fibrosus)

FEHLERQUELLE DER WIRKUNG ... Operat...
... das Heilgut der Broc...don...lite.

INDIKATIONEN ...em.

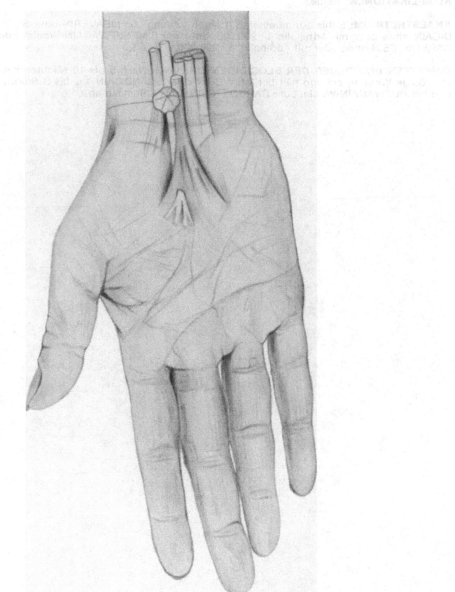

BEURTEILUNG DER WIRKUNG: Durch Nadelstichprobe im Versorgungsbereich des N. medianus peripher der Blockadenstelle.

KOMPLIKATIONEN: Keine.

ANAESTHETIKUM: 5 (bis 10) ml einer 2(1)%igen Lösung von MEAVERIN oder SCANDICAIN ohne oder mit Adrenalin 1 : 200.000, oder mit 5 ml BUPIVACAIN-Woelm oder CARBOSTESIN ohne oder mit Adrenalin, 1 : 200.000.

EINSETZEN UND DAUER DER BLOCKADENWIRKUNG: Nach 5 bis 10 Minuten setzt die völlige Wirkung ein und hält bei MEAVERIN oder SCANDICAIN 1½ bis 3 Stunden und bei BUPIVACAIN-Woelm oder CARBOSTESIN 4 bis 8 Stunden an.

BLOCKADE DES N. RADIALIS

INDIKATIONEN:

1. **Diagnostisch:** Ortung und Differentialdiagnose von Schmerzzuständen an der oberen Extremität.

2. **Therapeutisch:** Selten, da alle Schmerzzustände, aber auch vasospastische Erkrankungen über das Versorgungsgebiet des N. radialis hinausgehen und daher besser Plexus- oder Stellatumblockaden angewandt werden.

3. **Chirurgisch:** Eingriffe im Versorgungsgebiet des N. radialis.

TECHNIK:

1. **Möglichkeiten:** Am Ellenbogen oder am Handgelenk.

2. **Lagerung:** In beiden Fällen Rückenlage, Arm teilweise abduziert, Unterarm im Ellenbogen extendiert (für Block am Handgelenk Hand teilweise supiniert).

3. **Orientierungspunkte:**

Ellenbogen	Handgelenk
Aufsuchen des lateralen Epicondylus humeri; 6 bis 7,5 cm proximal davon befindet sich die Einstichstelle.	Processus styl. ulnae wird aufgesucht, von dort eine circulär um das Handgelenk gehende Linie gezogen. Genau lateral = radial der A. radialis befindet sich die Einstichstelle.

4. **Zielpunkt:** In beiden Fällen N. radialis.

5. **Vorgehen:**

   a) Am **Ellenbogen:** Eine 5 cm lange Nadel mit kurzem Schliff wird mit aufgesetzter 10-ml-Spritze senkrecht zur Haut an der Einstichstelle nach vorheriger Reinigung und Setzen einer Quaddel vorgeschoben. Bei Einsetzen von Paraesthesien (nicht in der Mehrzahl der Fälle vorhanden) sofort arretieren und dann bis zu 5 ml injizieren. Treten keine Paraesthesien auf, wird bis zum Knochenkontakt mit dem Humerus vorgeschoben und in der Längsachse des Humerus dann jeweils 2 bis 3 cm nach cranial und caudal vom Punkt des ersten Knochenkontaktes nach Änderung der Richtung der Nadel je 3 bis 4 ml infiltriert. Paraesthesien des N. radialis verspürt der Patient als elektrisierenden Schmerz im Daumen und Handrücken.

   b) Am **Handgelenk:** Eine 5 cm lange Nadel mit aufgesetzter 10-ml-Spritze wird durch die Hautquaddel eingebracht und die dorsale Zirkumferenz der Hand zur Hälfte teils intradermal, teils subcutan infiltriert. Dieses Vorgehen wird nur dann unterbrochen, wenn man durch Paraesthesien auf das Treffen des Nervs aufmerksam gemacht wird, in welchem Fall dann 1 bis 2 ml injiziert werden.

BEURTEILUNG DER WIRKUNG: Analgesieprüfung mittels einer Nadel im entsprechenden Hautsegment. Diese ist nicht notwendig, wenn Paraesthesien aufgetreten sind, da in diesem Falle immer eine sichere Wirkung erzielt wird.

KOMPLIKATIONEN: Außer intravasaler Injektion, welche streng zu vermeiden ist (Aspiration!), keine.

ANAESTHETIKUM: 10 bis 20 ml 1%iges MEAVERIN oder SCANDICAIN bzw. 0,25%iges BUPIVACAIN-Woelm oder CARBOSTESIN, meist ohne, manchmal auch mit Adrenalin, 1 : 200.000.

EINSETZEN UND DAUER DER BLOCKADENWIRKUNG: Bei MEAVERIN oder SCANDICAIN bis spätestens nach 5 Minuten, bei BUPIVACAIN-Woelm oder CARBOSTESIN bis zu 15 Minuten, die Wirkungstiefe genügend.
Wirkungsdauer bei MEAVERIN oder SCANDICAIN 1¼ bis 3 Stunden, BUPIVACAIN-Woelm oder CARBOSTESIN 3 bis 8 Stunden (länger mit Adrenalin).

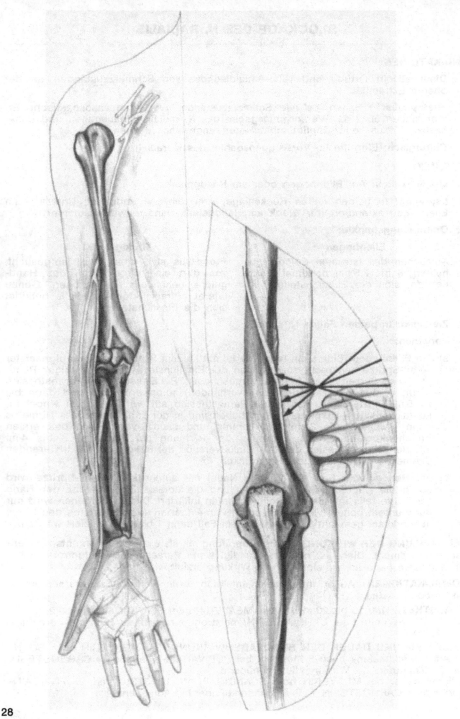

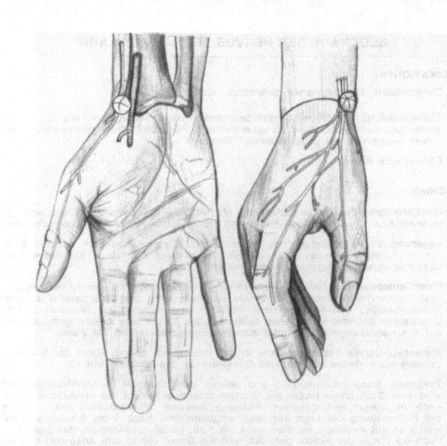

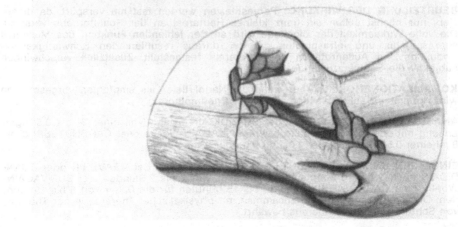

BLOCKADE DES NERVUS SUPRASCAPULARIS

INDIKATIONEN:

1. **Diagnostisch:** Zur Ortung von Schmerzen im Schultergürtel.

2. **Therapeutisch:** Erleichterung von Schmerzen im Schultergürtel, wie z. B. bei akuter und chronischer Bursitis subacromialis, Periarthritis humeroscapularis (fast immer zusammen mit physikalischer Therapie).

3. **Chirurgisch:** Keine.

TECHNIK:

1. **Möglichkeiten:** Zwei unterschiedliche Methoden sind beschrieben, die sich im wesentlichen nur durch die Auffindung der Hautpunktionsstelle unterscheiden.

2. **Lagerung:** Sitzende Stellung des Patienten mit über dem Abdomen verschränkten Armen. Auch in lateraler Lage möglich. In diesem Fall hängt der obere Arm über das Untersuchungstischende hinunter.

3. **Orientierungspunkte:** Genau in der Mitte der Verbindungslinie von Spina scapulae und Spitze des Acromions wird eine vertikale Linie (sagittal, parallel zu den Dornfortsätzen) gezogen und der Winkel, der solcherart im lateralen oberen Quadranten gebildet wird, genau halbiert. 2 bis 2,5 cm vom Kreuzungspunkt weg auf der Halbierungslinie befindet sich die Einstichstelle (1,5 bis 2 cm).

4. **Zielpunkt:** Nervus suprascapularis in der Incisur am oberen Rand der Scapula, durch welche dieser Nerv auf die Rückseite zu den Muskeln tritt.

5. **Vorgehen:** Nach Hautreinigung und Setzen einer Quaddel im Markierungspunkt wird eine 8 cm lange Nadel mit flachem Schliff senkrecht zur Hautebene (d. h. nach in etwas mediocaudaler Richtung zeigend) eingestochen und langsam bei Beibehaltung der Lage zur Haut vorgeschoben. Nach 5 bis 6,5 (auch 7) cm trifft man auf Knochen; ist dies nicht der Fall, so ist anzunehmen, daß man sich nach 6,5 cm in der Incisur befindet, und ein Depot von 10 ccm Anaesthetikum ist zu injizieren. Bei Knochenkontakt ist die Incisur mit der Spitze der Nadel zu fühlen, was durch Veränderung der Stellung der Nadel um eine Kleinigkeit nach medial oder lateral gut gelingt.

BEURTEILUNG DER WIRKUNG: Paraesthesien werden fast nie verspürt, da dieser Nerv nur höchst selten ein ganz kleines Hautareal an der Schulterhöhe versorgt. Die volle Wirksamkeit der Blockade wird an der fehlenden Funktion des Musculus supraspinatus und infraspinatus mit der daraus resultierenden Schwierigkeit in Abduktion und Außenrotation des Oberarms festgestellt. Zusätzlich verschwinden subjektiv die Schmerzzustände.

KOMPLIKATIONEN: Keine (nur wenn die Nadel tiefer als empfohlen vorgeschoben wird, kommt es äußerst selten zu einem Pneumothorax).

ANAESTHETIKUM: MEAVERIN oder SCANDICAIN 5 bis 15 ml einer 2- bis 0,5%igen Lösung mit oder ohne Adrenalin bzw. BUPIVACAIN-Woelm oder CARBOSTESIN 3 bis 8 ml einer 0,5- bis 0,25%igen Lösung mit oder ohne Adrenalin.

EINSETZEN UND DAUER DER BLOCKADENWIRKUNG: Bei MEAVERIN oder SCANDICAIN nach 5 bis 10 Minuten für die Dauer von 2 bis 3 Stunden, bei BUPIVACAIN-Woelm oder CARBOSTESIN nach 10 bis 15 Minuten für die Dauer von 6 bis 15 Stunden. Diese Blockade hat sich zusammen mit physikalischer Therapie in der Therapie von Schulterschmerzen überaus bewährt.

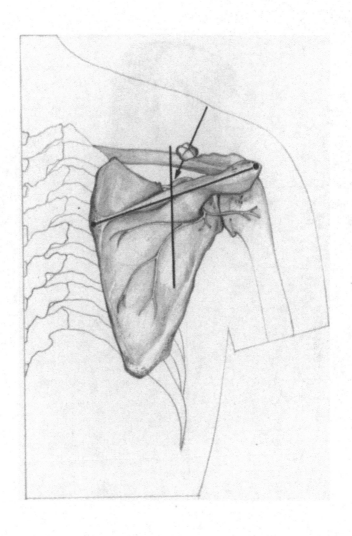

31

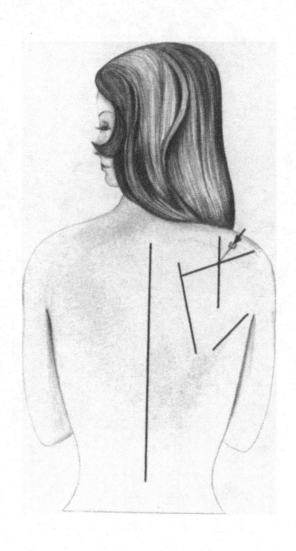

BLOCKADE DER INTERCOSTALNERVEN

INDIKATIONEN:
1. **Diagnostisch:** DD. somatischer und vegetativer Schmerzzustände.
2. **Therapeutisch:** Zur Bekämpfung von Schmerzzuständen, z. B. bei Serienrippen-brüchen, nach abdominalchirurgischen Eingriffen im Oberbauch (hier besonders günstig zur Förderung des Hustens, tiefen Atmens und bei frühem Aufstehen), thoraxchirurgischen Operationen, bei Herpes zoster (im Zusammenwirken mit Sympathicusblockade), Intercostalneuralgie, Pectoralis-minor-Syndrom, Laesionen der Knochenknorpelgrenzen der Rippen.
3. **Chirurgisch:** keine.

TECHNIK:
1. **Möglichkeiten:**
   a) Paravertebral am Angulus costae, wobei der Gesamtnerv getroffen wird. Diese Stelle ist etwa 6 bis 7 cm (bei den untersten Rippen etwa 10 cm) paramedian gelegen (Linie B der Skizze).
   b) 2 cm dorsomedial der hinteren Axillarlinie; empfiehlt sich, wenn nur der Ramus cutaneus lateralis miterfaßt werden soll (Linie A der Skizze).
   c) Vordere Axillarlinie; für distales Rippendrittel und Sternum.
   d) Parasternal; genügt für Sternalfrakturen.
2. **Lagerung:** Bei der Blockade nur einer Seite: Seitenlagerung mit nach ventral und cranial extendiertem Arm der zu injizierenden (= oberen) Seite. Bei beidseitigem Block: Bauchlage mit Polster unter dem Brustkorb.
3. **Orientierungspunkte:** Caudale Begrenzung der entsprechenden Rippe; entweder paramedian oder knapp dorsomedial der hinteren Axillarlinie.
4. **Zielpunkt:** Der Nervus intercostalis verläuft dorso-caudal der Gefäße im Sulcus inferior der jeweiligen Rippe (Querschnittskizze).
5. **Vorgehen:** Nach entsprechender Hautreinigung wird eine Hautquaddel gesetzt (nicht immer nötig), nachdem die Haut über den unteren Rippenrand etwas nach cranial angespannt wurde. Nunmehr wird eine flüssigkeitsgefüllte 2,5 bis 5 cm lange Nadel (je nach Patient) auf einer 10-ml-Spritze sitzend bis auf Knochen-kontakt vorgeschoben. Hiebei wird ein Winkel der Nadel gegen die Haut nach caudal zu von etwa 80° eingehalten. Nach Erreichen des Knochenkontaktes wird die Nadel etwas zurückgezogen, die Hautspannung losgelassen und die Nadel vorsichtig über den unteren Rippenrand rutschen gelassen. Ist der Knochenkontakt verloren, wird die Nadel 0,25 bis 0,30 cm vorgeschoben, es wird aspiriert und pro Nerv etwa 3 bis 5 ml Anaesthetikum injiziert.
   Bei sehr muskulösen Personen ist durch den Musculus latissimus dorsi die Rippe in der hinteren Axillarlinie schlecht zu palpieren, desgleichen sind die ersten drei bis vier Rippen bei solchen Individuen durch den Musculus serratus posterior superior nicht zu palpieren.

KOMPLIKATIONEN: Die einzige wichtige Komplikation, Pneumothorax, kann nur dann eintreten, wenn bei etwas adipösen Individuen der erste Schritt, das Aufsuchen des Knochenkontaktes, nicht mit Sicherheit gelingt. Sonst keine Komplikationen.

ANAESTHETIKUM: MEAVERIN oder SCANDICAIN, ohne (oder mit) Adrenalin, 1 : 200.000, in 1- und 2%iger Lösung, oder BUPIVACAIN-Woelm oder CARBOSTESIN, ohne (oder mit) Adrenalin, 1 : 200.000, in einer Konzentration von 0,25 bis 0,50%; 3 bis 5 ml/Segment.

EINSETZEN UND DAUER DER BLOCKADENWIRKUNG:
Einsetzen der Wirkung bei MEAVERIN oder SCANDICAIN 2 bis 10 Minuten, bei BUPI-VACAIN-Woelm oder CARBOSTESIN 10 bis 15 Minuten nach Injektion.
Dauer der Wirkung: MEAVERIN oder SCANDICAIN: 2 bis 3,5 (mit Adrenalin: 5 bis 7) Stunden,
BUPIVACAIN-Woelm oder CARBOSTESIN: 6 bis 12 (mit Adrenalin: 10 bis 18) Stunden.

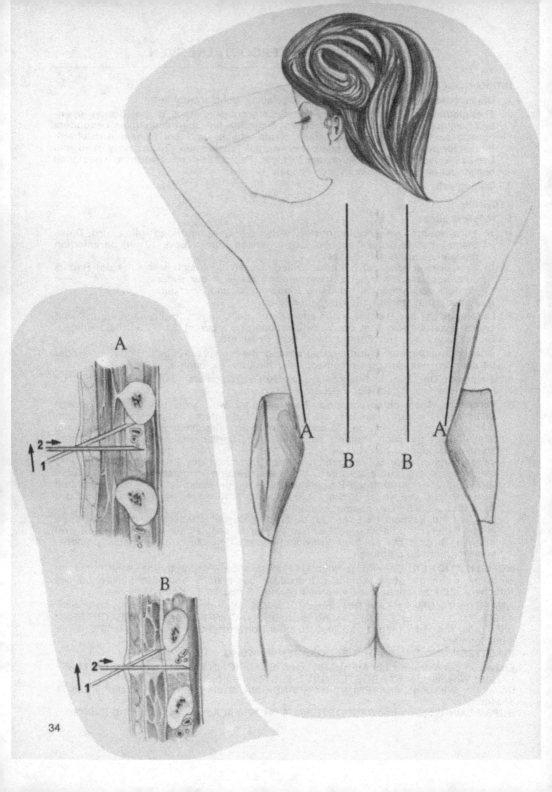

A

B

A   A

B   B

2
1

2
1

34

BLOCKADE DER THORAKALEN SPINALNERVEN (PARAVERTEBRAL)

INDIKATIONEN:

1. **Diagnostisch:** Differentialdiagnose somatischer und vegetativer oder cardialer Schmerzen.
2. **Therapeutisch:** Behebung von Schmerzzuständen im Intercostalbereich, Causalgien, z. B. nach Herpes zoster, Rippenbrüchen und eventuell bei postoperativen Zuständen nach Oberbaucheingriffen.
3. **Chirurgisch:** keine.

TECHNIK:

1. **Möglichkeiten:** von paravertebral — dorsal.
2. **Lagerung:** Bauchlage des Patienten mit Polster unter dem Brustkorb, kein Kopfpolster. Die Arme hängen seitwärts am Untersuchungstisch herab. Bei Blockade der obersten Nerven ist es am besten, den Kopf des Patienten über das Ende des Untersuchungstisches hängen zu lassen. Oder in sitzender Stellung, Gesicht gegen die Lehne gerichtet (rittlings auf einem Sessel sitzend).
3. **Orientierungspunkte:** Am obersten Rand des Dornfortsatzes jenes Wirbels, der ein Segment über dem zu blockierenden Nerv liegt, wird eine horizontale (transversale) Linie gedacht oder gezogen; die Einstichstelle befindet sich 4 cm paramedian auf dieser Linie.
4. **Zielpunkt:** ist der jeweilige Intercostalnerv, knapp nach seinem Austritt aus dem Foramen intervertebrale.
5. **Vorgehen:** Nach Hautreinigung und Setzen einer Hautquaddel an den entsprechenden Orientierungspunkten wird eine 8 bis 10 cm lange Nadel senkrecht zur Hautoberfläche durch die Hautquaddel soweit vorgeschoben, bis sie in Knochenfühlung mit dem Transversalfortsatz des entsprechenden Wirbels kommt. Dann wird die Tiefe der Nadel (Hautniveau) markiert, die Nadel bis knapp unter die Hautoberfläche zurückgezogen und nun in einem Winkel vorgeschoben, der nach cranial zu nicht 90, sondern nur etwa 80° beträgt und sie in die Paramedianebene führt. Knapp am Transversalfortsatz vorbei sticht man jetzt 2 bis 2,5 cm tiefer als die Markierung ein. Nach Erreichen des Zielpunktes und eventuellem Auftreten von Paraesthesien werden nun 5 bis 10 ml des Lokalanaesthetikums injiziert.

BEURTEILUNG DER WIRKUNG: Es ist günstig, wenn Paraesthesien auftreten; ob diese auftreten oder nicht, ist jedoch nicht maßgeblich.

KOMPLIKATIONEN: Außer subarachnoidelaer Injektion und diese nur dann, wenn die Nadel nicht in paramedialer Ebene bewegt wurde, sondern nach medial gerichtet wurde, keine.

ANAESTHETIKUM: MEAVERIN oder SCANDICAIN, ohne (oder mit) Adrenalin (1 : 200.000), in 1- bis 2%, 5 bis 10 ml/Segment bzw. BUPIVACAIN-Woelm oder CARBOSTESIN 0,25–0,5%, 2–5 ml/Segment.
Hier, bei Blockade einzelner Cervikal- und Thorakalsegmente paravertebral, kann bei Malignompatienten geringer Überlebensdauer auch 96%iger Alkohol verwendet werden, wenn die Nadel sicher richtig sitzt (0,5 ml/Segment).

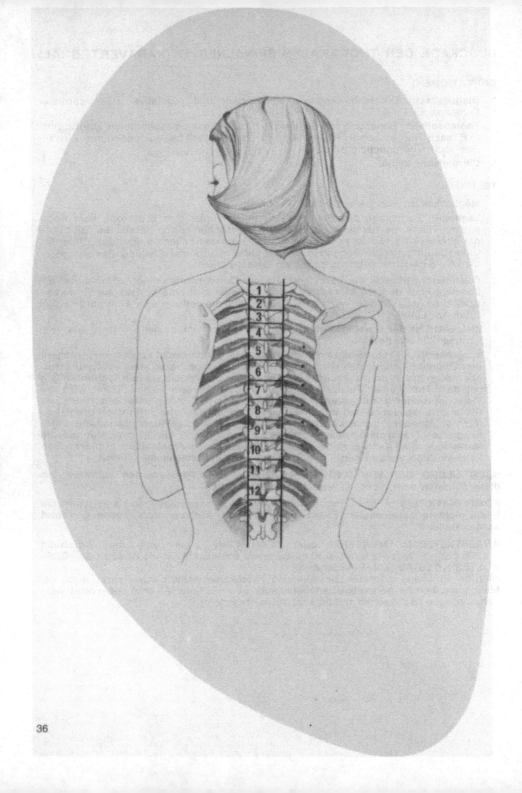

EINSATZ BEI UND ÜBERWACHUNG DER ANWENDUNG

Ansetzen der Infusion, die Menstruationsblutung blieb aus, der Verdacht auf
W. Camm ... jeder Drahtistik setzt ...

Im Verlauf ... zuletzt ... ist durch blau ... mit ... bei uns ... bereits ...
Die Patientin bis jetzt ... aus ... von ... in ... und ...
sind die ... bei gerade ... Ein ... in ...
werden ... eine Punktion bis S ... und ... Ca ... innen ...
die Fettschicht mehr noch intakt geblieben ...

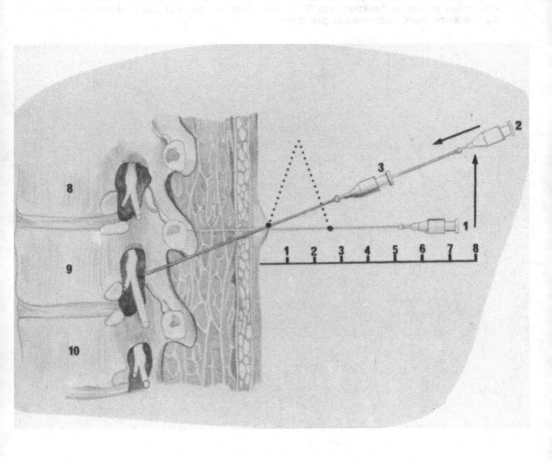

EINSETZEN UND DAUER DER BLOCKADENWIRKUNG:

Einsetzen der Wirkung bei MEAVERIN oder SCANDICAIN 2 bis 5 Minuten, bei BUPI-VACAIN-Woelm oder CARBOSTESIN 10 bis 15 Minuten nach Injektion.

Dauer der Wirkung: 2 bis 3½ Stunden, bis zu 6 bis 12 Stunden je nach Anaesthetikum. Die paravertebrale Blockade der thorakalen Spinalnerven ist eine einfache und sichere Maßnahme. Bei genauer Einhaltung der Richtlinien wird ein Pneumothorax vermieden und eine Punktion des Subarachnoidealraumes nur dann eintreten, wenn die Nadel zu stark nach medial gerichtet wurde.

BLOCKADE DER LUMBALEN SPINALNERVEN

INDIKATIONEN:

1. **Diagnostisch:** DD. von Schmerzzuständen im entsprechenden unteren Abdominalquadranten, zur Differentialdiagnose von Durchblutungsstörungen wie auch somatischen bzw. vegetativen Schmerzzuständen.

2. **Therapeutisch:** Schmerzzustände der Lenden-, Nieren- und Inguinalgegend, sowie der Vorderfläche des Oberschenkels. In der Behandlung von Schmerzzuständen bei Wirbelfrakturen, Meralgia paraesthetica, segmentaler Neuralgie. Schmerzzustände bei Malignomen.

3. **Chirurgisch:** eher selten.

TECHNIK:

1. **Möglichkeiten:** Paravertebral, von dorsal her.

2. **Lagerung:** In Bauchlage oder im Sitzen mit vornübergebeugtem Oberkörper. Auch in Seitenlage (bei einseitiger Blockade für die obere Seite), Wirbelsäule gekrümmt. Knie an der Brust.

3. **Orientierungspunkte:** Unterer Rand des nächst höheren Dornfortsatzes.

4. **Zielpunkt:** Austritt der segmentalen Nerven aus dem Foramen intervertebrale.

5. **Vorgehen:** Nach Hautreinigung und Setzen einer Hautquaddel 3–4 cm lateral des entsprechenden oberen Randes des Dornfortsatzes wird eine Nadel senkrecht zur Hautoberfläche bis zum Knochenkontakt mit dem Seitenfortsatz eingeführt. Die Nadel sollte 8 bis 10 cm lang sein und braucht nicht auf einer Spritze angesetzt zu sein. Nachdem nunmehr die Tiefe der Nadel markiert oder gemerkt wurde, wird diese bis knapp unter die Haut zurückgezogen und in etwas mehr caudaler Richtung (Neigung gegen die Haut etwa 85 bis 80°) knapp am Transversalfortsatz vorbei noch weitere 3 cm (max.) vorgeführt. Schon nach 2,5 cm können Paraesthesien in dem entsprechenden Segment auftreten. Sofort bei Auftreten von Paraesthesien, spätestens nach 3 cm wird die Nadel arretiert, 5 bis 10 ml des Lokalanaesthetikums werden nach Aspiration injiziert und die Nadel zurückgezogen.

BEURTEILUNG DER WIRKUNG: Paraesthesien oder Prüfung der Analgesie in dem entsprechenden Nervensegment etwa 5 bis 10 Minuten nach Durchführung der Blockade.

KOMPLIKATIONEN: Außer überaus seltener subarachnoidealer Injektion und diese nur dann, wenn die Nadel nicht in einer paramedialen Ebene bewegt wurde, sondern nach medial gerichtet wurde, keine.

ANAESTHETIKUM: MEAVERIN oder SCANDICAIN, ohne (oder mit) Adrenalin (1 : 200.000), in 1- und 2%iger Lösung, bzw. BUPIVACAIN-Woelm oder CARBOSTESIN, ohne (oder mit) Adrenalin (1 : 200.000), in einer Konzentration von 0,25 bis 0,50%; (5 bis) 10 ml/Segment.

EINSETZEN UND DAUER DER BLOCKADENWIRKUNG:
Einsetzen der Wirkung bei MEAVERIN oder SCANDICAIN 2 bis 5 Minuten, bei BUPIVACAIN-Woelm oder CARBOSTESIN 10 bis 15 Minuten nach Injektion.
Dauer der Wirkung: 2 bis 3½ Stunden bis zu 6 bis 12 Stunden je nach Anaesthetikum.

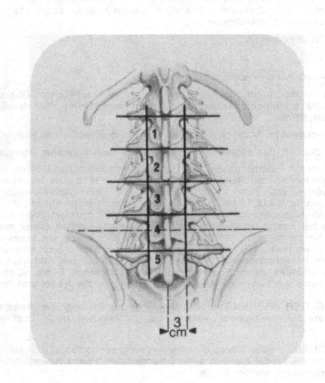

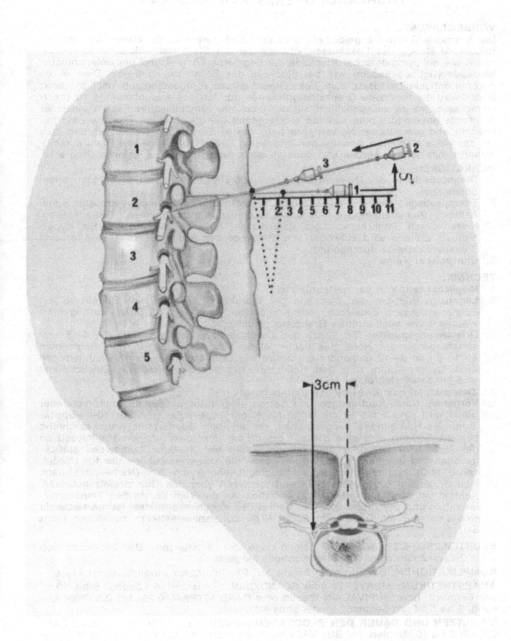

THORAKALE GRENZSTRANGBLOCKADE

VORBEMERKUNG:
Die thorakale Grenzstrangblockade wird eigentlich selten durchgeführt, da man mit reichlicher Menge des Lokalanaesthetikums bei der Stellatumblockade dasselbe erreicht wie bei sympathischer Blockade der Segmente Th 1—4 und bei Splanchnicusblockade (Ggl. coeliacum) wie bei Blockade der Segmente Th 6—12. Dies wurde durch Kontrastmittelzusatz zum Lokalanaesthetikum röntgenologisch nachgewiesen. Daher wird die thorakale Grenzstrangblockade nur für jene Ausnahmsfälle zu reservieren sein, wo es ausschließlich auf die Blockade sympathischer Fasern einzelner Segmente ankommt. Sollte nämlich nichts gegen die gleichzeitige Blockade sympathischer und somatischer Nerven sprechen, darf in Erinnerung gerufen werden, daß bei der viel einfacheren somatischen thorakalen Segmentblockade die Rami communicantes mitblockiert werden und dadurch auch der Sympathicus unterbrochen wird.

INDIKATIONEN:
1. **Diagnostisch:** In der Differentialdiagnose von Herzschmerzen und epigastrischen Schmerzen.
2. **Therapeutisch:** Bei Angina pectoris, sympathicogenen Herzrhythmusstörungen, Asthma, Pulmonalembolie, Ösophagusschmerz, Cardiospasmus, Gallenkoliken, Nierenkoliken, Pankreasschmerz, paralytischer Ileus und Megacolon. Bei Hyperhidrosis axillaris wird entweder eine Blockade der Segmente Th 1—3 oder eine Stellatumblockade durchgeführt.
3. **Chirurgisch:** Keine.

TECHNIK:
1. **Möglichkeiten:** Von paravertebral-dorsal.
2. **Lagerung:** Wie bei der Blockade der thorakalen Spinalnerven: Bauchlage mit Polster unter dem Brustkorb, ohne Kopfpolster. Kann auch im Sitzen durchgeführt werden (siehe auch lumbale Grenzstrangblockade).
3. **Orientierungspunkte:** Die Spitze des Dornfortsatzes der Segmente Th 4—8 entspricht genau der Höhe des nächsttieferen Querfortsatzes. In den Segmenten Th 1—3 und 9—12 entspricht die Spitze des Dornfortsatzes dem nächstniedrigen Zwischenwirbelraum, d. h. dem Raum zwischen den Querfortsätzen. Einstichpunkt ist 5 cm paravertebral.
4. **Zielpunkt:** Ist das jeweilige Grenzstrangganglion.
5. **Vorgehen:** Nach Hautreinigen und Setzen einer Hautquaddel an entsprechender Stelle wird eine 7 bis 10 cm lange Nadel mit angesetzter gefüllter 10-ml-Spritze durch die Hautquaddel eingestochen, bis mit dem Querfortsatz Knochenfühlung besteht. Sodann wird eine Stelle 1 bis 1½ cm über dem jetzigen Hautniveau an der Nadel markiert oder gemerkt, die Nadel bis ins Subkutangewebe zurückgezogen und in einer Ebene, welche gegen die Transversalebene um 10° (Nadelspitze nach kranial) und gegen die Sagittalebene um 30° (Nadelspitze nach medial) geneigt ist, eingestochen und solcherart über den Querfortsatz gebracht. Kontakt mit dem Querfortsatz soll bestehen. An der Ventralseite des Transversalfortsatzes und der Rippe, also bei Verlust des Knochenkontaktes, ist die Nadel zu arretieren und ein Depot von 5 bis 10 ml Lokalanaesthetikum zu setzen (ohne Skizze).

BEURTEILUNG DER WIRKUNG: Nachlassen der Schmerzen. Bei Blockade von 1 bis 2 Segmenten sonst keinerlei Kontrolle möglich.

KOMPLIKATIONEN: Bei zu tiefem Einstechen Pneumothorax möglich, sonst keine.

ANAESTHETIKUM: MEAVERIN oder SCANDICAIN, 1- bis 2%ige Lösung, 5 bis 10 ml pro Segment, bzw. BUPIVACAIN-Woelm oder CARBOSTESIN, 0,25- bis 0,50%ige Lösung, 3 bis 5 ml pro Segment, immer ohne Adrenalin.

EINSETZEN UND DAUER DER BLOCKADENWIRKUNG: Bei MEAVERIN oder SCANDICAIN 5 bis 10 Minuten, bei BUPIVACAIN-Woelm oder CARBOSTESIN 10 bis 20 Minuten nach der Injektion. Dauer der Wirkung 2 bis 3½ Stunden bei MEAVERIN oder SCANDICAIN, 6 bis 12 Stunden bei BUPIVACAIN-Woelm oder CARBOSTESIN.

LUMBALE GRENZSTRANGBLOCKADE

INDIKATIONEN:

1. **Diagnostisch:** In der DD. aller Schmerzzustände und Durchblutungsstörungen der unteren Extremität. Auch prognostisch vor der chirurgischen Durchtrennung des Grenzstranges.

2. **Therapeutisch:** In der Therapie verschiedenster Schmerzzustände in den unteren Extremitäten, wie z. B. Schmerzen durch vaskuläre Insuffizienz, arterielle Embolie, Thrombose, Aneurysmen, Raynaudsche Krankheit, Bürgersche Krankheit, alle peripher-vaskulären Krankheiten mit einer vasospastischen Komponente. Weiters bei Kontrakturen nach Gipsverbänden, postphlebitischem Oedem, Erfrierungen, traumatischer Osteoporose, posttraumatischen Dystrophien z. B. des Knochens, Phanthomschmerz, Causalgien. Als zusätzliche Behandlung bei lange dauernden Infektionen am Bein, schlecht heilenden Ulcera und Gelenkssteifigkeit. Schließlich als schmerzstillende Maßnahme bei akuter, subakuter und chronischer Pankreatitis; bei Arthritis und Muskelspasmen; versuchsweise bei Megacolon, Mb. Hirschsprung. Hyperhidrosis der unteren Körperhälfte.

3. **Chirurgisch:** keine.

TECHNIK:

1. **Möglichkeiten:** Von paravertebral dorsal her.

2. **Lagerung:** Seitenlagerung; selten Bauchlage. Mitunter auch im Sitzen, jedoch muß der Patient sofort nach Durchführen der Blockade hingelegt werden (siehe Komplikationen: Blutdruckabfall).

3. **Orientierungspunkte:** Die Mitte des jeweiligen Dornfortsatzes des entsprechenden Lumbalwirbels, von welcher ausgehend eine horizontale (transversale) Linie nach lateral gezogen wird, welche in 9 cm paramedian den Einstichpunkt ergibt.

4. **Zielpunkt:** Das sympathische Ganglion des entsprechenden Lumbalwirbels.

5. **Vorgehen:** Nach Hautreinigung und Setzen einer Hautquaddel an der vorgenannten Stelle wird eine 10 bis 12 bis 15 cm lange (je nach Dicke des Patienten, siehe Skizze A, B, C) Nadel vorerst in einem Winkel (in einer Paramedianebene) nach cranial gerichtet so eingestochen, daß der Winkel der Nadel zur Haut caudal zu 80° beträgt. Unter diesem Winkel wird unter langsamem Injizieren des Lokalanaesthetikums der Transversalprozeß des selben Wirbels erreicht. Die Tiefe der Nadel wird markiert oder gemerkt, die Nadel zurückgezogen und nunmehr in einem ganz leicht nach medial gerichteten Winkel (Winkel der Nadel gegenüber der Haut nach lateral zu: 85°) in einer Transversalebene eingestochen. Unter Berücksichtigung der entsprechenden Tiefenverhältnisse wird die Nadel nunmehr noch 4 bis 4,5 cm tiefer eingeschoben, als dies vorher der Fall war, wobei die Öffnung der Nadelspitze zum Wirbel zeigen soll. Im Idealfall wird nunmehr Periost- oder Knochenkontakt angetroffen. Sobald dieser verloren wird, spätestens aber nach max. 4,5 bis 5 cm größerer Tiefe als jener entsprach, in welcher der Transversalfortsatz erreicht wurde, wird aspiriert und 10 ml der Lösung des Lokalanaesthetikums injiziert; 1 ml Luft wird nachinjiziert (dies wird getan, um zu verhindern, daß Lösung an die Spinalnerven gelangt) und sodann die Nadel entfernt.

KOMPLIKATIONEN: Es empfiehlt sich, für die Durchführung des lumbalen Paravertebralblocks sehr dünne Nadeln zu verwenden, um allfällig entstehende Blutungen zu verhindern. Bei vorsichtigem Vorgehen und Aspiration können diese nicht auftreten. Eine Komplikation ist ein übergroßer Abfall des Blutdruckes, zu welchem Zwecke der Patient 15 Minuten bis 2 Stunden nach Durchführung der lumbalen Grenzstrangblockade liegen sollte. Zufällige Blockade von segmentalen Spinalnerven: bedeutungslos, wenngleich manchmal unangenehm für den Patienten, der mitunter 1 bis 2 Stunden wegen motorischer Schwäche gehunfähig sein kann.

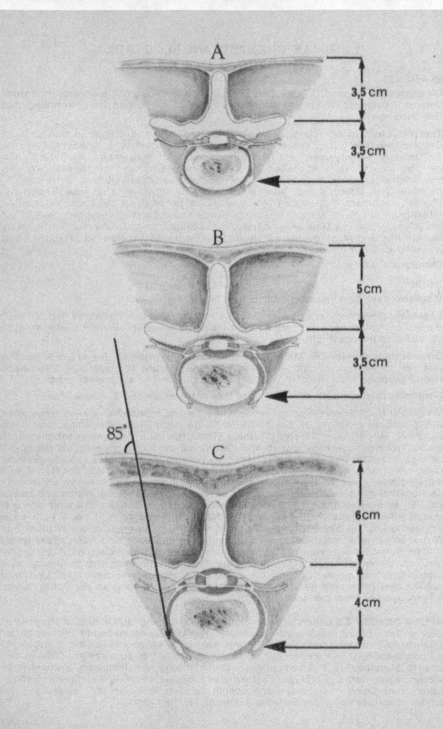

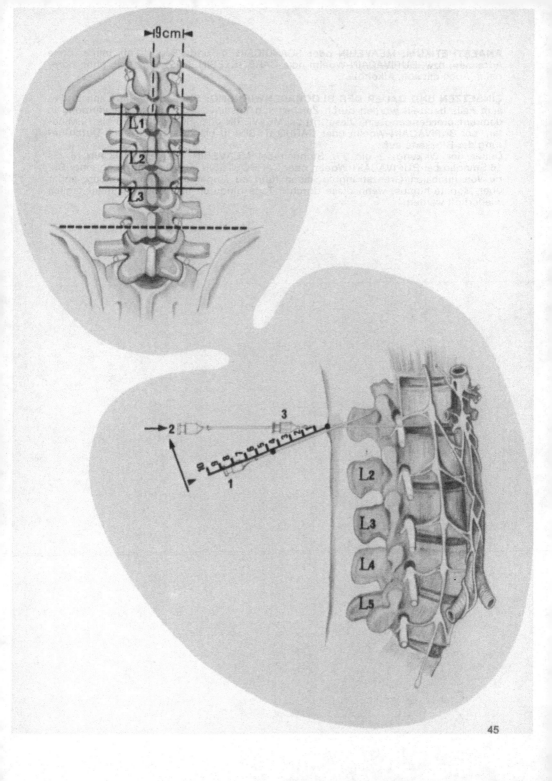

ANAESTHETIKUM: MEAVERIN oder SCANDICAIN, 1- und 2%ig, 10 ml, immer ohne Adrenalin, bzw. BUPIVACAIN-Woelm oder CARBOSTESIN, 0,25%ig, 10 ml, ohne Adrenalin. Auch mit abs. Alkohol.

EINSETZEN UND DAUER DER BLOCKADENWIRKUNG: Blockadebeginn kann in diesem Falle beurteilt werden durch Zeichen von Vasodilatation und Hauterwärmung in dem entsprechenden Bein. Diese tritt bei MEAVERIN oder SCANDICAIN 5 bis 10 Minuten, bei BUPIVACAIN-Woelm oder CARBOSTESIN 10 bis 20 Minuten nach Durchführung der Blockade auf.
Dauer der Wirkung: 2 bis $3\frac{1}{2}$ Stunden bei MEAVERIN oder SCANDICAIN, 6 bis 16 Stunden bei BUPIVACAIN-Woelm oder CARBOSTESIN. Die Durchführung einer Serie von lumbalen Grenzstrangblockaden führt zu länger dauernder Wirkung, sogar über Monate hinaus, wenn diese durch 5 Tage hindurch im selben Segment täglich wiederholt werden.

BLOCKADE DES N. SPLANCHNICUS/GGL. COELIACUM

INDIKATIONEN:
1. **Diagnostisch:** DD. abdomineller Schmerzen, und zwar visceraler gegen Bauchdeckenschmerzen und cardiale Schmerzen.
2. **Therapeutisch:** Beseitigung abdominell-visceraler Schmerzen im Oberbauch, wie z. B. Pankreas. Manchmal auch zur Beeinflussung des Dumping-Syndroms. Bei septischem, traumatischem und haemorrhagischem Schock zur Aufhebung der Gefäßspasmen im Splanchnicus- und Nierengebiet (dadurch manchmal vitale Bedeutung). Ulcus pepticum; paralyt. Ileus.
3. **Chirurgisch:** Zur Unterstützung bei in Lokalanaesthesie vorgenommenen Eingriffen am Oberbauch.

TECHNIK:
1. **Möglichkeiten:** Percutan von dorsal her, ansonsten bei geöffneter Bauchhöhle.
2. **Lagerung:** Bauchlage, mit Polster unter dem Abdomen zwischen Rippen und Beckenkamm.
3. **Orientierungspunkte:** Die Verbindungslinie der beiden Cristae iliacae trifft den Dornfortsatz des IV. LW oder den Zwischenraum zwischen 3. und 4. LW-Dorn. Davon ausgehend werden die Dornfortsätze des 12. BW und 1. LW aufgesucht. Kontrolle durch Abzählen, ausgehend vom 1. BW-Dorn. Beide Dornfortsätze werden markiert. Die 12. Rippen werden nunmehr bds. 6 bis 8 cm lateral der Mittellinie (je nach Konstitution: lateraler Rand des M. erector spinae) palpiert und die Haut darüber ebenfalls markiert. Zwischen diesen drei Punkten entsteht ein gleichschenkeliges Dreieck mit meist sehr geringer Höhe (siehe Skizze).
4. **Zielpunkt:** Ggl. coeliacum, welches im praevertebralen Raum vor der cranialen vorderen Kante des 1. Lendenwirbelkörpers liegt (bds.).
5. **Vorgehen:** Nach Hautreinigung und Setzen einer Quaddel am linken Markierungspunkt an der 12. Rippe wird dort mit einer 12 cm langen und an gefüllter 20-ml-Spritze angesetzter Nadel in der Ebene auf den caudalen Rand des Dornfortsatzes des 12. BW unter einem Winkel mit der Hautoberfläche von 45° die Nadel langsam bis zum Knochenkontakt (= 1. LWK) vorgebracht. Das Hautniveau an der Nadel wird nun markiert oder gemerkt, und nach etwa halbem Zurückziehen der Nadel wird diese neuerlich unter einem Winkel von 60° zur Haut vorgeschoben und soll knapp am Knochen vorbei zu liegen kommen; sie wird in dieser Richtung weitere 1 bis 1½ cm vorgeschoben. Nach Aspirieren in mehreren Richtungen Injektion von 20 bis 25 ml Anaesthetikum.

BEURTEILUNG DER WIRKUNG: Viscera samt Peritoneum (beides nicht im kleinen Becken) sind anaesthesiert.

KOMPLIKATIONEN: Pneumothorax (selten) und Blutdruckabfall (sehr häufig) nach dem Block. Pat. soll daher nach Blockade 1 Stunde liegen.
Vorsichtsmaßnahmen: a) Magen muß entleert sein,
                     b) bei Auftreten von Husten Injektion unterbrechen.
Bemerkung: Obwohl die Punktion bzw. das Passieren der Nadel durch Organe der Bauchhöhle (z. B. auch Niere) theoretisch möglich und nötig erscheint, ist in der Literatur nie über daraus resultierende Folgen negativ berichtet worden. Z. B. wurden bei über 3000 genau untersuchten Splanchnicus-Blockaden nie Haematurie, Peritonitis u. ä. gefunden. Diese Punktionen müssen daher nur mit minimalen bzw. unerkannten Erscheinungen verbunden sein. Das Ggl. coeliacum sollte bei Patienten in schlechtem Allgemeinzustand nicht blockiert werden.

ANAESTHETIKUM: 20 bis 25 ml 0,5-%-MEAVERIN oder SCANDICAIN meist mit Adrenalin, 1 : 200.000. Bei Verwendung von BUPIVACAIN-Woelm oder CARBOSTESIN müßte man 10 ml der 0,25%igen Lösung vorerst im Verhältnis 1 : 1 verdünnen (physiol. NaCl z. B.). Selten auch 96% Alkohol pro inj.

EINSETZEN UND DAUER DER BLOCKADENWIRKUNG: Nach 5 bis 10 Minuten ist die vollständige Wirkung erreicht, und diese hält 1½ bis 3 Stunden mit MEAVERIN oder SCANDICAIN und 3 bis 6 Stunden mit BUPIVACAIN-Woelm oder CARBOSTESIN an.

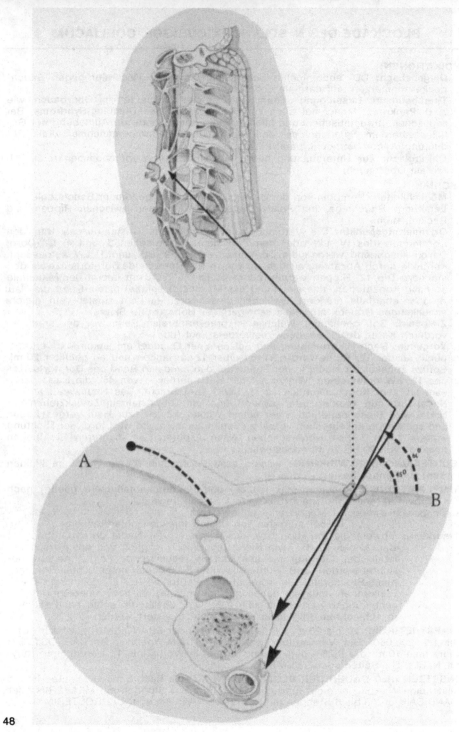

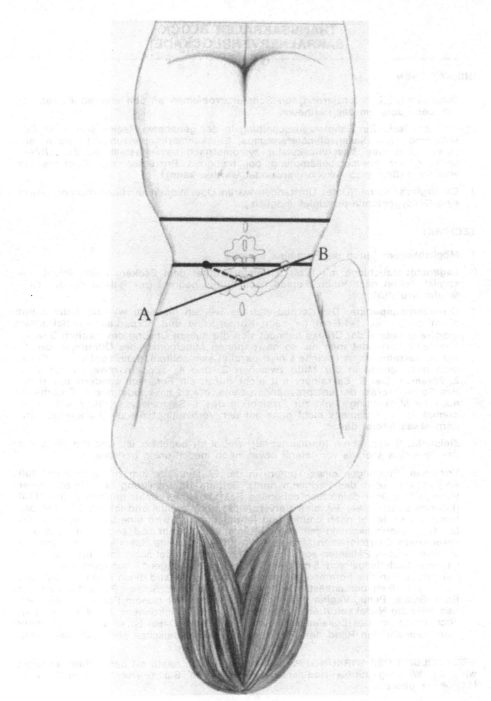

49

TRANSSAKRALER BLOCK
(SAKRALNERVENBLOCKADE)

INDIKATIONEN:

1. **Diagnostisch:** Differenzierung von Schmerzproblemen an den unteren Extremitäten, besonders um das Perineum.

2. **Therapeutisch:** Zur Schmerzausschaltung in der genannten Region sowie zur Bekämpfung von Blasensphincterspasmus (Rückenmarksverletzungen), wenn ein guter Tonus der Blasenmuskulatur zystometrisch sichergestellt ist. Zur Unterstützung der Schmerzbekämpfung bei malignen Prozessen des Beckens (in welchen Fällen auch Alkohol verwendet werden kann).

3. **Chirurgisch:** Keine. (Unter Umständen wären Operationen an Hämorrhoiden sowie eine Coccygectomie prinzipiell möglich.)

TECHNIK:

1. **Möglichkeiten:** Durch die Foramina sacralia.

2. **Lagerung:** Bauchlage mit 1 bis 2 Polstern unter dem Becken. Beine leicht gespreizt, Zehen nach innen, Fersen nach außen gedreht (zur Relaxation der Glutaealmuskulatur).

3. **Orientierungspunkte:** Die Cornua sacralia werden markiert, wie auch die Spina iliaca post. sup. 1–1,5 cm (je nach Körpergröße und Körperbau) medial sowie gleichweit caudal der Cristae befindet sich die äußere Öffnung des zweiten Sakralforamens. Verbindet man die so gewonnenen Mittelpunkte der Öffnungen der 2. und 4. Sakralforamina (welche Linien parallel sein sollten), dann liegt das 3. Foramen nicht genau in der Mitte zwischen 2. und 4., sondern etwas näher zum 2. Foramen. Der 5. Sakralnerv tritt nicht durch ein Foramen, sondern unterhalb des Cornu sacrale der entsprechenden Seite, etwa 2 cm caudal des 4. Foramens, aus. Der Markierungspunkt zur Erreichung des 1. Sakralnervs befindet sich 2 cm cranial des 2. Foramens nicht ganz auf der Verbindungslinie der Foramina, sondern etwas lateral davon.

4. **Zielpunkt:** Sakralnerven (paravertebral), wobei zu beachten ist, daß die Richtung der Foramina sacralia von lateral etwas nach medial unten gerichtet ist.

5. **Vorgehen:** Einbringen eines Tupfers in die Glutaealfalte (um zu verhindern, daß Antiseptikum über das Perineum rinnt). Sodann Hautreinigung und Setzen einer Hautquaddel über dem entsprechenden Sakralforamen. Unter Infiltration der Haut (bei den oberen zwei sakralen Nerven leicht nach cranial und lateral, bei den unteren beiden leicht nach caudal und lateral geneigt) wird eine 8 cm lange Nadel bis zum Knochenkontakt mit dem Sakrum vorgebracht und sodann in das entsprechende Sakralforamen hineingelenkt. Für das zweite Sakralforamen kann bei entsprechenden Patienten sogar eine 10 cm lange Nadel nötig sein, für die vierte ist eine Nadellänge von 5 cm im Durchschnitt genügend. Nachdem die Nadel 1½ bis 2 cm in das Foramen eingebracht worden ist, wird diese arretiert, aspiriert und 5 bis 10 ml der anaesthetischen Lösung injiziert. Sollten Paraesthesien (im Bein, Gesäß, Penis, Vagina oder Perineum) schon vor diesem Punkt gefühlt werden, wird die Nadel sofort arretiert. Während des Zurückziehens der Nadel werden noch einige ml des Lokalanaesthetikums infiltriert. Dabei ist es vorteilhaft, wenn man nunmehr den Rand des Foramens mit der Nadelspitze nochmals nachfühlt.

BEURTEILUNG DER WIRKUNG: Paraesthesien werden relativ oft beobachtet, ansonst wird die Wirkung mittels Nadelspitze in dem den Sakralnerven entsprechenden Hautbezirk geprüft.

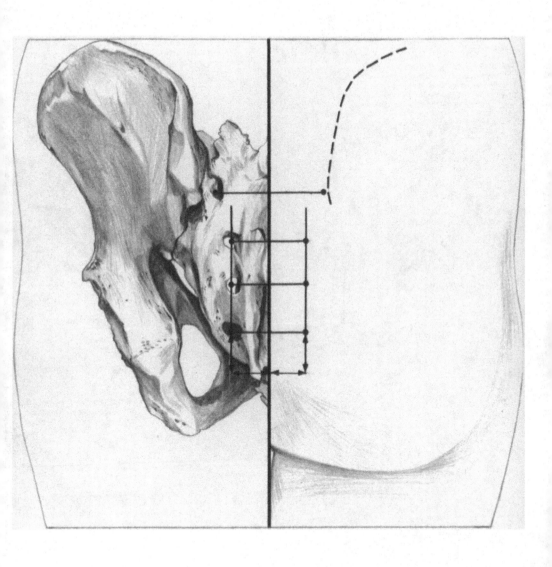

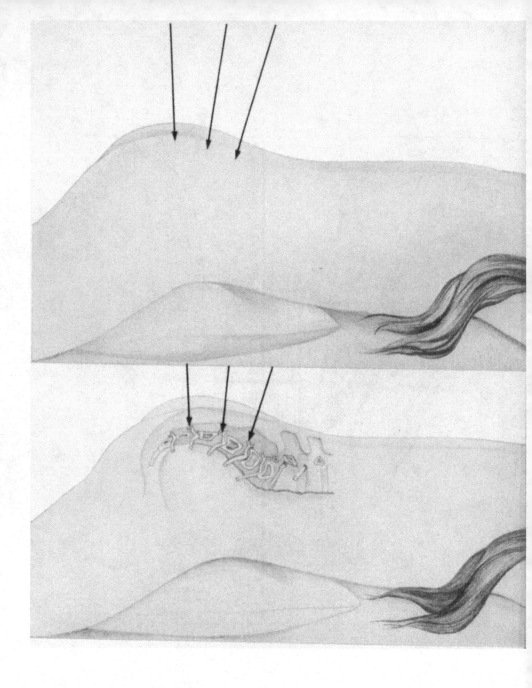

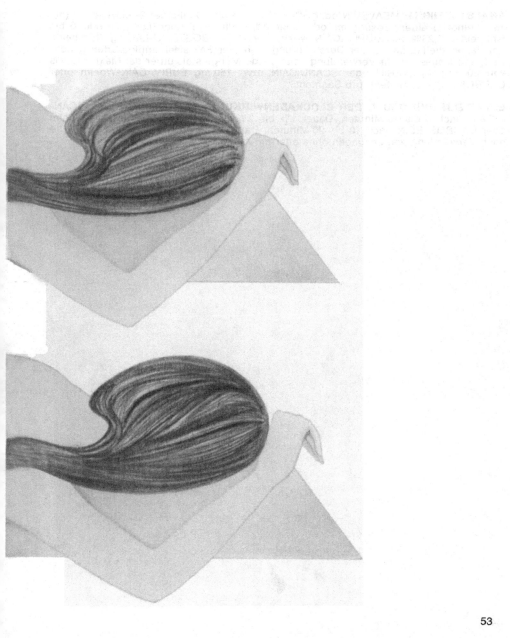

KOMPLIKATIONEN: Praktisch keine. Wenn vor der Injektion aspiriert wird, kommt es nie ungewollt zu einer Lumbalanaesthesie, und die Blockade der Sakralnerven ist relativ leicht durchführbar. Man sollte nur beachten, daß der Abstand der Foramina sacralia auf den beiden Körperseiten nicht immer identisch sein muß. Asymmetrien des Sakrums müssen daher schon bei der Markierung der Haut beachtet werden.

ANAESTHETIKUM: MEAVERIN oder SCANDICAIN 5 bis 10 ml einer 2- bis 1%igen (bis 15 ml einer 1/2%igen) Lösung mit oder ohne Adrenalin, 2 ml einer 0,5%igen oder 3 bis 5 ml einer 0,25%igen BUPIVACAIN-Woelm- oder CARBOSTESIN-Lösung (für beide Lokalanaesthetika ist bei der Durchführung mehrerer Sakralnervenblockaden gleichzeitig die insgesamt zur Verwendung gelangende Menge stets unter der Maximaldosis von 300 mg MEAVERIN oder SCANDICAIN bzw. 150 mg BUPIVACAIN-Woelm oder CARBOSTESIN zu halten!) pro Segment.

EINSETZEN UND DAUER DER BLOCKADENWIRKUNG: Bei MEAVERIN oder SCANDICAIN nach 5 bis 10 Minuten, Dauer 1 1/2 bis 2 1/2 Stunden; bei BUPIVACAIN-Woelm oder CARBOSTESIN nach 10 bis 20 Minuten, Dauer 5 bis 12 Stunden und länger, je nach Verwendung von Lösungen ohne oder mit Adrenalin.

BLOCKADE DES N. PUDENDUS

INDIKATIONEN:

1. **Diagnostisch:** selten zur DD. perianaler Schmerzen.
2. **Therapeutisch:** manchmal zur Schmerzbekämpfung im Terminalstadium maligner Erkrankungen.
3. **Gynäkologisch:** (= Hauptindikation): Schmerzlinderung während der Durchtrittsperiode einer normalen, unkomplizierten Geburt.

TECHNIK:

1. **Möglichkeiten:**
   a) percutan oder in letzter Zeit immer mehr
   b) transvaginal.
2. **Lagerung:** Steinschnittlagerung.
3. **Orientierungspunkt:** Spina ossis ischii, an der der N. pudendus dorsal vorbeizieht (Skizze) = 4. **Zielpunkt.**
5. **Vorgehen:**
   a) **Percutan:** Nach Reinigen der Haut und Setzen einer Quaddel über dem Tuber ischiadicum wird der Zeigefinger der linken Hand (bei Rechtshändern) in Rectum oder Vagina eingebracht und die Spina palpiert. Der palpierende Finger verbleibt während der gesamten Blockade in dieser Stellung. Eine 6 bis 8 cm lange Nadel an gefüllter 10-ml-Spritze wird nunmehr bis zum Knochenkontakt (2,5 bis 4 cm Tiefe) vorgeschoben, es wird aspiriert und unter Kontrolle des liegenden Zeigefingers mit 8 bis 10 ml des Anaesthetikums die Spina infiltrativ umspritzt. Entfernung von Nadel und Untersuchungsfinger.
   b) **Transvaginal:** Mit arretierter Injektionsnadel wird die Führungsnadel (mit dem Kugelkopf: Bofors-Nadel, Iowa-trumphet oder Woelm-Nadel) zwischen rechtem Zeige- und Mittelfinger (beim Rechtshänder; normale vaginale Untersuchungsstellung) eingeführt und der Kopf an die durch die Weichteile palpierte Spina herangebracht. Lösung der Arretierung und nach Ansetzen der 10-ml-Spritze Vorschieben der Injektionsnadel (welches nur 1,5 cm möglich ist; Skizze) und nach Aspiration Injektion von 8 bis 10 ml an die Spina.

BEURTEILUNG DER WIRKUNG: Paraesthesien treten nur selten auf.

KOMPLIKATIONEN: keine.

ANAESTHETIKUM: MEAVERIN oder SCANDICAIN, 2%ig ohne Adrenalin, 8 bis 10 ml pro Seite, bzw. BUPIVACAIN-Woelm oder CARBOSTESIN 0,5% ohne Adrenalin, 8 bis 10 ml je Seite.

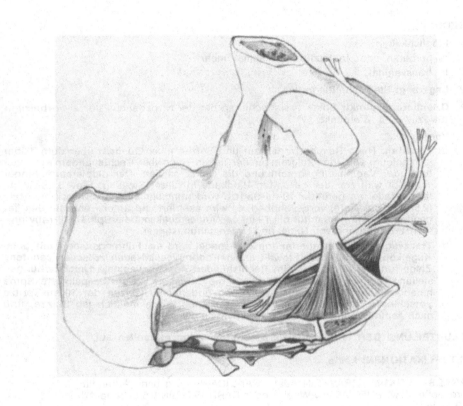

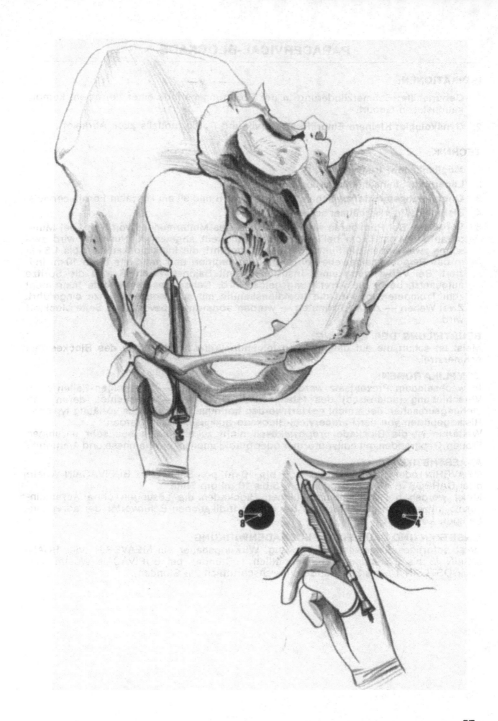

PARACERVICAL-BLOCKADE

INDIKATIONEN:

1. **Geburtshilfe:** Schmerzlinderung in der Eröffnungsperiode einer normalen, komplikationslosen Geburt.
2. **Gynäkologie:** Kleinere Eingriffe an Cervix und Portio (notfalls auch Abrasio).

TECHNIK:

1. **Möglichkeiten:** transvaginal.
2. **Lagerung:** Steinschnittlagerung.
3. **Orientierungspunkte:** zwischen 3 und 4^h bzw. 8 und 9^h am lateralen Fornix cervicis.
4. **Zielpunkt:** Frankenhäuser'scher Plexus.
5. **Vorgehen:** Bei Primiparae wird eine Größe des Muttermundes von 5 cm, bei Multiparae von 4 cm (3 cm bei guter Wehentätigkeit) abgewartet. Nunmehr wird zwischen zwei Wehen die Führungshülse eingeführt, die Injektionskanüle 1 bis 1,5 cm in das Paracervicalgewebe vorgeschoben, aspiriert und pro Seite 5 bis 10 ml injiziert. Bei Verwendung eines Instruments mit Bajonettverschluß wird die Spritze aufgesetzt, bevor die Arretierung gelöst wird. Gehört das verwendete Instrument zum Trompetentyp, wird die Injektionskanüle mit aufgesetzter Spritze eingeführt. Zwei Wehen — zirka 15 Minuten — werden abgewartet, bevor die 2. Seite blockiert wird.

BEURTEILUNG DER WIRKUNG:
Meist ist schon die auf die Injektion folgende Wehe an der Seite des Blockes fast schmerzfrei.

KOMPLIKATIONEN:
In wechselndem Prozentsatz werden fetale Bradykardien — in wenigen Fällen auch Verschiebung (acidotisch) des fetalen Blut-pH-Wertes — beobachtet, deren Entstehungsursachen noch nicht geklärt werden konnten. Daher sollten vorläufig typische Risikogeburten von der Paracervical-Blockade ausgeschlossen werden.
Weiterhin ist die Blockade prophylaktisch nicht zu empfehlen bei: sehr unruhigen Frauen, Gebärenden mit epileptiformer oder präeklamptischer Anamnese und Amnionitis.

ANAESTHETIKUM:
MEAVERIN oder SCANDICAIN 1% 5 bis 10 ml pro Seite bzw. BUPIVACAIN-Woelm oder CARBOSTESIN 0,25% oder 0,5% 5 bis 10 ml pro Seite.
Meist werden bei den geburtshilflichen Blockaden die Lösungen ohne Adrenalinzusatz injiziert. Es gibt aber auch bei diesen Indikationen Befürworter der adrenalinhaltigen Lösungen.

EINSETZEN UND DAUER DER BLOCKADENWIRKUNG:
Meist sofortiges Einsetzen der Wirkung. Wirkungsdauer bei MEAVERIN oder SCANDICAIN 1/2 bis 2 Stunden (durchschnittlich 1 Stunde), bei BUPIVACAIN-Woelm oder CARBOSTESIN 1 1/2 bis 3 1/2 Stunden (durchschnittlich 2 1/2 Stunden).

CAUDALER BLOCK (PERIDURAL)

INDIKATIONEN:

1. **Diagnostisch:** Differentialdiagnose von Schmerzen in der Lumbal-, Coccygealregion sowie Ischialgie.

2. **Therapeutisch:** Behandlung von Schmerzzuständen sowohl vasospastischer als auch organischer Genese.

3. **Chirurgisch:** Via Sakralkanal: für Schmerzunempfindlichkeit bei Operationen oder Prozeduren an Anus, Rectum oder Sigmoid, Prostata, Ureter, Urethra sowie den äußeren Genitalien und in der Geburtshilfe.

Kontinuierliche Epiduralblockade wurde gelegentlich auch zu geburtshilflichen Zwecken verwendet, da hier eine überaus lang anhaltende Analgesie mitunter erwünscht ist.

TECHNIK:

1. **Möglichkeiten:** Durch Einstich in den Sakralkanal.

2. **Lagerung:** Bauchlage mit Polster unter dem Becken.

3. **Orientierungspunkte:** Bei Einstichstelle durch den Sakralkanal sind es die Cornua sacralia sowie das Os coccygis.

4. **Zielpunkt:** Der Periduralraum im Inneren des Sakralkanals.

5. **Vorgehen:** Nach entsprechender Hautreinigung und Hautquaddelung Einstich genau in der Mittellinie zwischen den beiden Cornua sacralia. Nun wird unter gleichzeitiger Infiltration des Subcutangewebes und Periostes eine 8 bis 10 cm lange Nadel in den Sakralkanal eingeführt. Glaubt der blockierende Arzt, im Sakralkanal zu sein, wird eine luftgefüllte Spritze an die Nadel angesetzt, aspiriert und sodann 1 bis 2 ml Luft injiziert, wobei gleichzeitig der Finger über der voraussichtlichen Lage der Nadelspitze gehalten wird. Ist die Luft durch den Finger zu fühlen (Hautemphysem), so liegt die Nadel nicht im Sacralkanal. Sie wird zurückgezogen und neu eingeführt. Ist dies nicht zu spüren, wird nunmehr die mit Anaesthetikum gefüllte Spritze wiederum angesetzt und unter Vorschieben die Nadelspitze bis höchstens zu der Verbindungslinie der beiden zweiten Sakralforamina gebracht. Nach neuerlicher Aspiration in verschiedenen Richtungen wird nunmehr, wenn weder Blut noch Liquor aspiriert wurde, 1 ml Anaesthetikum in etwa 2 Sekunden injiziert, bis die gewünschte Gesamtmenge, meistens 15 bis 30 ml, erreicht ist. Nunmehr wird die Nadel zurückgezogen, wobei nochmals 5 ccm des Anaesthetikums injiziert werden. Wird Liquor aspiriert, muß man sich entscheiden, ob man

   a) eine andere Anaesthesiemethode, eine Lumbalanaesthesie, durchführen will oder

   b) diese Blockade abbrechen will und eine Art der Schmerzbekämpfung wählen will, welche nicht durch den Spinalkanal führt.

   Wird Blut aspiriert, muß die Nadel zurückgezogen und neuerlich so weit eingeführt werden (in etwas anderer Richtung), bis die gewünschte Lage erreicht und nach Aspiration kein Blut zu erhalten ist. Nachdem die Nadel entfernt wurde, wird der Patient in Rückenlage gebracht (aus allen verwendeten Positionen).

BEURTEILUNG DER WIRKUNG: Zur Beurteilung der Schmerzsituation mittels einer Nadel wird meist zwischen dem 12. thorakalen Dermatom und den Zehenspitzen eine Analgesie der Oberschenkel und Beine gefunden, die häufig an der Vorderseite inkomplett ist. Wird eine mehr ventrale oder eine einseitige Analgesie erwünscht, muß der Patient in die entsprechende Lage sofort nach Ende der Injektion und Entfernung der Nadel gebracht werden.

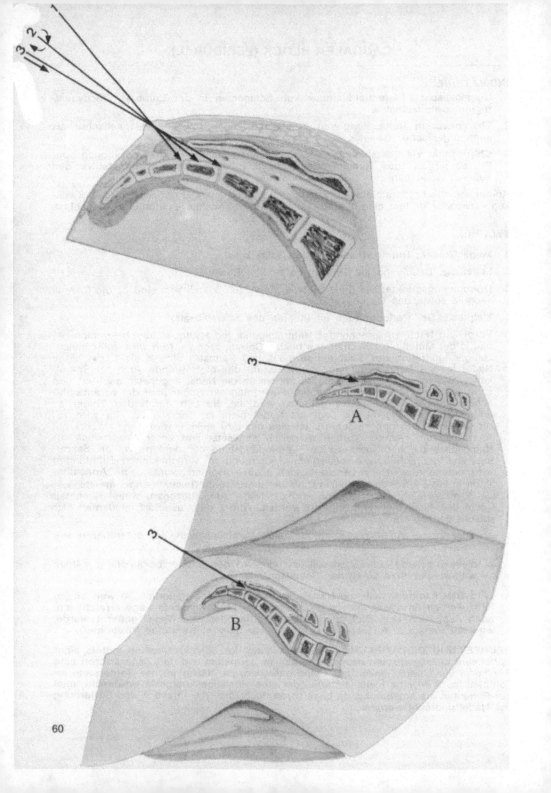

KOMPLIKATIONEN: Intrathekale Injektionen sind, wenn vorschriftsmäßig vorgegangen wird, ohne entsprechende Intention nicht möglich. Harnretention kann nach einer periduralen caudalen Blockade auftreten, diese ist jedoch vorübergehend und erfordert dann zur Behandlung höchstens 1- bis 2maligen Katheterismus. Unter allen Anwendungsarten der Lokalanaesthesie kommt es bei dieser Blockade am häufigsten (relativ) zum Brechen von Nadeln, wenn die entsprechende Vorsicht beim Einführen der Nadel vernachlässigt wird. Eine Entfernung des gebrochenen Stückes der Nadel ist, so dieser Fall eingetreten, unbedingt durchzuführen.

Die Verwendung größerer Volumina von mehr verdünnter Lösung eines Lokalanaesthetikums kann erwünscht oder indiziert sein. Diese ist jedoch relativ unsicher, da in Abhängigkeit von der Größe des Epiduralraumes, des im Epiduralraum vorhandenen Fettgewebes sowie der dann schwächeren Wirkung der verdünnteren Lösung des Lokalanaesthetikums sich die Höhe des erreichten Sensitivitätsspiegels (Anaesthesiespiegel) schlecht abschätzen läßt und die Tiefe der Anaesthesie geringer ist.

ANAESTHETIKUM: 15 bis 30 ml einer 1- bis 2%igen Lösung von MEAVERIN oder SCANDICAIN bzw. 10 bis 20 ml 1/4%igen BUPIVACAIN-Woelm oder CARBOSTESIN gegebenenfalls in Verdünnung auf das doppelte Volumen, meist mit Adrenalin 1 : 200.000. Wird nur eine Sympathicusblockade zur Schmerzausschaltung gewünscht, ohne Paresen zu erzielen, empfiehlt sich die Verwendung von 1/2%igem MEAVERIN oder SCANDICAIN.

In Abhängigkeit von der verwendeten Menge der Injektionslösung ist die Höhe des Spiegels der erreichten Anaesthesie ungefähr:

Sattelblock	— 10 ml
bis L 3	— 20 ml
bis Th 10	— 30 ml
bis Th 6	— 40 ml
bis Th 3/4	— 50 ml

EINSETZEN UND DAUER DER BLOCKADENWIRKUNG: Etwa 3 bis 5 Minuten nach Ende der Injektion wird subjektive und objektive Hautwärme empfunden bzw. registriert. Sodann geht die Temperaturempfindung verloren. Hypalgesie (Nadelstiche!) tritt kurz danach ein, und bis zur Ausbildung einer vollen Analgesie vergehen zwischen 10 und 30 Minuten. Paresen in den von entsprechenden Segmenten innervierten Muskelanteilen folgen und sind partiell oder vollständig, je nach Konzentration des Anaesthetikums. Größte Wirksamkeit und Ausdehnung ist nicht vor 30 Minuten erreicht.

Dauer: 2%iges MEAVERIN oder SCANDICAIN 2 1/2 bis 3 Stunden lang mit Adr.; 0,5%iges BUPIVACAIN-Woelm oder CARBOSTESIN 4 bis 10 Stunden lang mit Adrenalin.

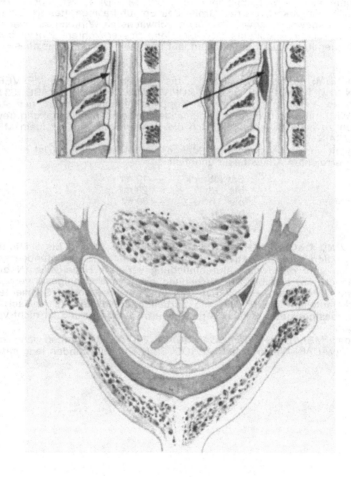

SEGMENTALE PERI(EPI)DURALBLOCKADE

INDIKATIONEN:

1. **Diagnostisch:** Differentialdiagnose von Schmerzen in den blockierten Segmenten.
2. **Therapeutisch:** Behandlung von Schmerzzuständen sowohl vasospastischer als auch organischer Genese, bei Embolien, Verletzungen, Organschmerz, gelegentlich auch Thrombophlebitis. Zur Förderung der Durchblutung und dadurch Heilung von Operationswunden, in Zuständen, wo die Durchblutung gestört ist. (In dieser Hinsicht kann sie wie eine Sympathicusblockade des entsprechenden Segmentes verwendet werden.) Carcinomschmerz z. B. bei Wirbel- oder epiduralen Metastasen. In der Geburtshilfe auch als Zweikathetermethode.
3. **Chirurgisch:** Segmentale Anwendung: keine.

Segmentaler periduraler Block ist besonders dann wertvoll, wenn es sich um Verifizierung von Diagnosen bzw. um die Therapie von Eingeweideerkrankungen handelt, wie z. B. akute Pankreatitis, Gallenblasenkolik, Nierenkolik, Hirschsprungsche Krankheit u. a. Zustände (siehe auch Tabelle über Organschmerz, S. XVII und XVIII)

TECHNIK:

1. **Möglichkeiten:** Durch Einstich zwischen Dornfortsätzen in der Medianlinie am häufigsten. Auch durch Punktion von paramedian oder lateral her.
2. **Lagerung:** Im Sitzen, in Seitenlage oder Bauchlage. Bei sitzender Position ist zu beachten, daß das Lokalanaesthetikum nach caudal sinkt. Beachte auch Möglichkeit des Blutdruckabfalles in der sitzenden Stellung. Für die Bauchlage wird ein Polster unter das Becken gelegt, in Seitenlage wie auch im Sitzen muß der Patient die Wirbelsäule stark gebeugt halten.
3. **Orientierungspunkte:** Bei der Segmentblockade sind es die entsprechenden Dornfortsätze.
4. **Zielpunkt:** Der Periduralraum im Inneren des Vertebralkanals.
5. **Vorgehen:** Bei segmentaler Periduralblockade wird zwischen 2 Dornfortsätzen nach Hautreinigung, Quaddelung und Infiltrierung (lumbal: senkrecht zur Haut; thorakal: mit etwas cranial gerichteter Nadelspitze) die Nadel entfernt. Eine Periduralnadel wird vorgebracht durch die Ligg. interspinalia. Bevor die Nadelspitze im Lig. flavum liegt, wird das Stylett (der Mandrin) entfernt, eine flüssigkeitsgefüllte 10-ml-Spritze angesetzt und unter fortgesetztem Stempeldruck die Nadel langsam vorgeschoben, bis der nötige Injektionsdruck plötzlich sinkt und sich einige ml überaus leicht injizieren lassen: man ist im Periduralraum. Durch den Flüssigkeitsdruck wird die Dura weggeschoben und die Punktion der Dura (= Spinalanaesthesie!) verhindert. Sobald man sicher ist (aber hier nie durch Aspiration!), daß die Nadel nicht intrathekal liegt, wird die vorkalkulierte Menge des Lokalanaesthetikums langsam injiziert und der Patient in Rückenlage gebracht (unabhängig von blockiertem Segment).
Bitte beachten:
Durch epidurale Injektion eines Lokalanaesthetikums kann es zu deutlichem Blutdruckabfall kommen, weswegen sich Blutdruckkontrollen empfehlen, wie auch Mittel zur Behandlung des Blutdruckabfalles zur Hand sein müssen (siehe allgemeines Kapitel über die Behandlung von Komplikationen bei Nervenblockaden). Die Fälle von Blutdruckabfall sind jedoch wesentlich seltener, als dies bei Lumbalanaesthesie der Fall ist.

BEURTEILUNG DER WIRKUNG: Zur Beurteilung der Schmerzsituation mittels einer Nadel wird um die blockierten Segmente geprüft, ob ein Nadelstich gefühlt wird. Wird eine mehr ventrale oder eine einseitige Analgesie erwünscht, muß der Patient in die entsprechende Lage sofort nach Ende der Injektion und Entfernung der Nadel gebracht werden.

KOMPLIKATIONEN: Intrathekale Injektionen sind, wenn vorschriftsmäßig vorgegangen wird, ohne entsprechende Intention nicht möglich, es sei denn, der Patient hustet oder bewegt sich plötzlich während der Injektion. Ungewollte intrathekale Injektion tieferer Segmente führt nur zu Lumbalanaesthesie; der Patient spürt nichts und kann sich in den entsprechenden Segmenten nicht bewegen. Im Falle einer ungewollten intrathekalen Injektion in höheren als mid-thorakalen Segmenten kann es zu Herz- und Atemstillstand kommen. Bewußtlosigkeit mit weiten Pupillen tritt auf. Sofortige korrekte Reanimation muß einsetzen und durch 6–8 Stunden fortgeführt werden, bis das Lokalanaesthetikum durch die Nieren wieder ausgeschieden ist. Ist keine Zeit verloren worden, treten danach völlig normale Verhältnisse auf und es sind keine Folgen festzustellen. Epidurale segmentale Injektionen solcher Höhe sollten daher nur durchgeführt werden, wo entsprechende Reanimationsmöglichkeiten bestehen. In tieferen Segmenten ist der Patient aufzuklären und zu beraten, daß der Normalzustand nach Stunden wieder eintreten wird.

Die Verwendung größerer Volumina von mehr verdünnter Lösung eines Lokalanaesthetikums kann erwünscht oder indiziert sein. Das Resultat ist jedoch relativ unsicher, da in Abhängigkeit von der Größe des Epiduralraumes, des im Epiduralraum vorhandenen Fettgewebes sowie der dann schwächeren Wirkung der verdünnten Lösung des Lokalanaesthetikums sich die Grenzen des erreichten Sensitivitätsausfalles schlecht abschätzen lassen und die Tiefe der Anaesthesie geringer ist.

Wenn die Sterilität durch lokale Infektionen nicht gewährleistet ist, wenn etwa bei sehr adipösen Patienten die Orientierungspunkte nicht sicher feststellbar sind, und wenn die Möglichkeit besteht, daß ein an sich kleiner chirurgischer Eingriff sich zu einem größeren ausweiten kann, wird von der Durchführung einer periduralen Blockade abgeraten.

ANAESTHETIKUM: 1 bis 1,5 ml/Segment einer 1- bis 2%igen Lösung von MEAVERIN oder SCANDICAIN, meist mit Adrenalin, 1 : 200.000, oder 1 bis 1,5 ml 1/4- bis 1/2%igen BUPIVACAIN-Woelm oder CARBOSTESIN/Segment, ebenfalls meist mit Adrenalin, 1 : 200.000.

Wird nur eine Sympathicusblockade zur Schmerzausschaltung gewünscht, ohne Paresen zu erzielen, empfiehlt sich die Verwendung von 1/2%igem MEAVERIN oder SCANDICAIN.

EINSETZEN UND DAUER DER BLOCKADENWIRKUNG: Etwa 3 bis 5 Minuten nach Ende der Injektion wird subjektive und objektive Hautwärme empfunden bzw. registriert. Sodann geht die Temperaturempfindung verloren, Hypalgesie (Nadelstiche!) tritt kurz danach ein, und bis zur Ausbildung einer vollen Analgesie vergehen zwischen 10 und 30 Minuten. Paresen in den von entsprechenden Segmenten innervierten Muskelanteilen folgen und sind partiell oder vollständig, je nach Konzentration des Anaesthetikums. Größte Wirksamkeit und Ausdehnung ist nicht vor 30 Minuten erreicht.

Dauer: 2%iges MEAVERIN oder SCANDICAIN 2 1/2 bis 3 Stunden lang mit Adr., 0,5%iges BUPIVACAIN-Woelm oder CARBOSTESIN 4 bis 10 Stunden lang mit Adrenalin.

In letzter Zeit wird zur Schmerzausschaltung auch epidural-segmental (9) injiziertes Morphin verwendet. Hierbei sind geringere Nebenwirkungen als nach intrathekaler Applikation (bei intrathekaler Morphininjektion kommt es zu protrahierter Atemdepression, und daher sollte diese Applikationsart nicht benutzt werden), auch keine psychischen Wirkungen, dafür aber sehr lange Wirkungsdauer beobachtet worden. Die Dosen sind viel geringer als bei systemischer Anwendung (4–5 mg/die oder 2 mg Morphium hydrochlorid in 10 ml physiol. NaCl, alle 12 Stunden epidural durch liegenden Katheter). Diese Injektion ist an die relevanten Segmente zu geben. Es muß jedoch darauf hingewiesen werden, daß auch die epidurale Morphininjektion zur Atemdepression führen kann. Wir würden daher vorziehen, hier Bupivacain-Woelm 0,75% zu verabreichen und ohne Morphin auszukommen.

BLOCKADE DES N. OBTURATORIUS

INDIKATIONEN:

1. **Diagnostisch:** Zur Lokalisation von Hüftgelenksschmerzen und zur Beurteilung der Wirksamkeit einer geplanten Obturatoriusdurchtrennung.

2. **Therapeutisch:** Zur Schmerzbekämpfung im Bereich des Hüftgelenks und zur Beseitigung von Adduktorenspasmen. Hüftgelenksschmerzen werden nur in etwa 80% beseitigt, da 20% des Hüftgelenks von einem Ast des N. ischiadicus oder von einem accessorischen Obturatorius sensorisch versorgt werden.

3. **Chirurgisch:** keine.

TECHNIK:

1. **Möglichkeiten:** Der N. obturatorius kann nur auf einem praktisch wichtigen Weg erreicht werden.

2. **Lagerung:** Patient in Rückenlage, Hände hinter dem Nacken verschränkt, Beine leicht gespreizt.

3. **Orientierungspunkte:** Einstichstelle ist je 1 bis 1½ cm lateral und caudal des Tuberculum pubicum.

4. **Zielpunkt:** Canalis obturatorius.

5. **Vorgehen:** Nach entsprechender Hautreinigung und Anlegen einer Hautquaddel an der vorgenannten Einstichstelle wird vorerst mit 10 cm langer Nadel senkrecht zur Hautoberfläche eingegangen und unter dauernder Infiltration (5 ml, aus angesetzter 10-ml-Spritze) der Knochen des Ramus sup. oss. pub. erreicht (2½ bis 6 cm unter der Haut, je nach Patient). Nun wird nach 2 cm weitem Zurückziehen der Nadel in neuer Richtung (siehe Skizze) unter Knochenfühlung weiter (meist etwa 2,5 cm) vorgeschoben, bis man in den Canalis obturatorius gelangt ist. Nun werden nach Aspiration 10 bis 15 ml Lösung injiziert.

BEURTEILUNG DER WIRKUNG: Paraesthesien werden nur selten beobachtet. Vorgehen ist meist auch völlig schmerzfrei, wenn während des Vorschiebens der Nadel langsam infiltriert wird. Bei voller Wirksamkeit sind Adduktion und Außenrotation (also auch Überkreuzen der Oberschenkel) behindert. Ein kleiner Hautbezirk an der Innenseite des mittleren Oberschenkeldrittels kann, muß aber nicht analgetisch sein (= Grauton B der Skizze, A = Analgesie am Knochen).

KOMPLIKATIONEN: keine, es sei denn, es wird nicht aspiriert; dann intravasale Injektion und Haematome.

ANAESTHETIKUM: MEAVERIN oder SCANDICAIN 0,5 bis 1%, 15 bis 20 ml, meist ohne, manchmal auch mit Adrenalin, 1 : 200.000. BUPIVACAIN-Woelm oder CARBOSTESIN 0,25%, 15 bis 20 ml, ohne oder mit Adrenalin 1 : 200.000.

EINSETZEN UND DAUER DER BLOCKADENWIRKUNG: Nach 5 bis 10 Minuten ist volle Wirksamkeit erreicht. Dauer etwa 1½ bis 3 (4 bis 6) Stunden. Hierbei ist zu bemerken, daß arthrose-bedingte Hüftschmerzen nach diesen Blockaden aus physiologisch nicht Blockade erst dann wiederholt werden muß. Hingegen ist eine Wirkung bei Patienten, die am Hüftgelenk operiert sind, nicht zu erwarten.

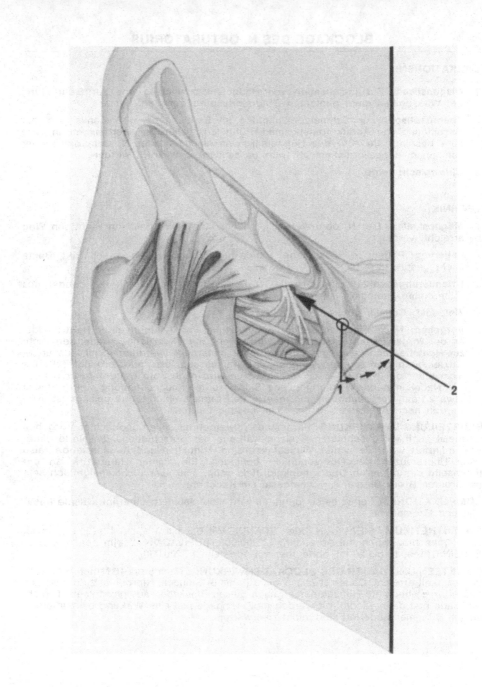

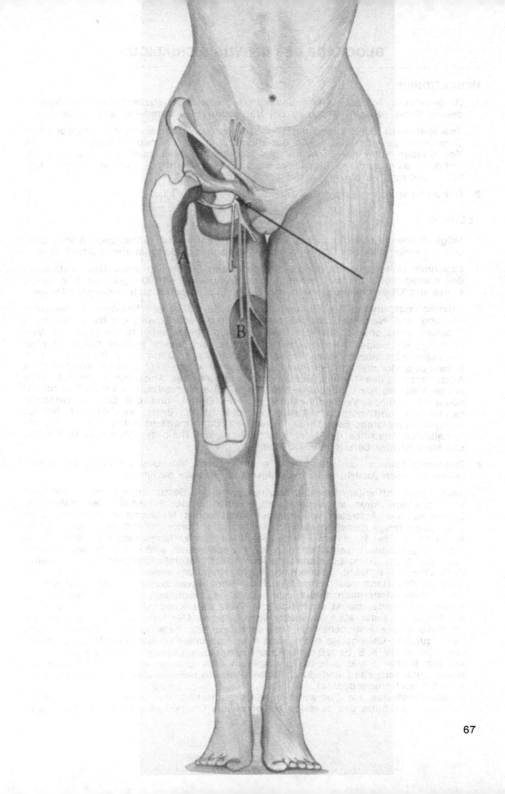

BLOCKADE DES NERVUS ISCHIADICUS

INDIKATIONEN:

1. **Diagnostisch:** In der Differentialdiagnose von Schmerzzuständen im Bereich dieses Nervs (dessen Blockade bei Nervenwurzeleinklemmung unwirksam ist).

2. **Therapeutisch:** Zur Behandlung von Schmerzzuständen, wenn der Ursprung der Schmerzen peripher der Stelle der Blockade liegt. Es mag allerdings hier eine Kombination mit einer Blockade des Nervus femoralis oder überhaupt die Anwendung einer anderen Blockade, wie z. B. Paravertebral-, Peridural- oder Lumbalanaesthesie, erfolgversprechender sein.

3. **Chirurgisch:** Von geringer Bedeutung (siehe N. femoralis).

TECHNIK:

1. **Möglichkeiten:** Entweder transglutaeal von dorsal in Seitenlage (zwei Wege) oder von der Hinterseite des Oberschenkels unterhalb der Glutaealfalte in Bauchlage.

2. **Lagerung:** Seitenlage mit der zu blockierenden Seite nach oben. Das Hüftgelenk der oberen Seite um 40° gebeugt, das Kniegelenk um 90° gebeugt (die lange Achse des Oberschenkels soll durch Crista ilica superior sich verlängern lassen).

3. **Orientierungspunkte:** Der Oberschenkel soll in bezug auf Rotation in neutraler Stellung sein. Nach der am häufigsten geübten Technik wird die Haut über dem Trochanter major und über der Spina iliaca posterior superior markiert. Die Verbindungslinie beider Punkte wird halbiert und auf diesem Halbierungspunkt eine Lotrechte nach caudal-medial gezogen, 3 cm lang. Diese Linie führt über den Musculus piriformis, und der Punkt, der genannt wurde, liegt etwa genau über dem Austrittspunkt des Nervus ischiadicus unterhalb des Musculus piriformis. (Die zweite Methode transglutaeal verbindet das Tuber ischiadicum mit dem Trochanter major, teilt diese Verbindungslinie in drei Drittel, und die Grenze zwischen caudalerem und mittlerem Drittel ist die Stelle, unter welcher der Nervus ischiadicus meistens liegt. Dieser Punkt liegt dann meistens schon 5 bis 6 cm unterhalb des Austrittes des Nervus ischiadicus unterhalb des Musculus piriformis, der Nerv ist hier bereits etwas dünner.)

4. **Zielpunkt:** Nervus ischiadicus, wie er unter dem Musculus piriformis hervortritt (alternativ nach Austritt unter dem Musculus glutaeus maximus).

5. **Vorgehen:** Nach entsprechender Hautreinigung und Setzen einer Quaddel auf dem vormarkierten Punkt steht der Blockierende an der Rückseite des Patienten. Dieser hat bei Auftreten von Paraesthesien sofort Mitteilung zu machen. Eine 7 bis 10 cm lange Nadel (in Abhängigkeit von der Statur des Patienten) wird genau senkrecht zu der Hautebene eingestochen und unter langsamen Infiltrieren 5 bis 8 cm vorgeschoben. Beim Auftreten von Paraesthesien wird die Nadel sofort arretiert und 5 bis 10 ml Lokalanaesthetikum nach Aspiration injiziert. Werden keine Paraesthesien erreicht, sondern vielleicht Knochen angetroffen, so handelt es sich um den Rand des Iliums. Die Nadel wird etwas zurückgezogen und neuerdings etwas mehr nach medial oder lateral vorgeschoben. Falls Knochenkontakt hergestellt wurde, merkt man sich die Tiefe des Knochens und achtet darauf, die Nadel nie tiefer als 1 cm weiter vorzubringen. Der Nerv liegt meistens knapp oberhalb dieses Knochenteiles. Man sollte auf alle Fälle trachten, Paraesthesien hervorzurufen. Gelingt das nicht, kann man sich unter Umständen mit der infiltrativen Injektion von 5 bis 20 ml Lokalanaesthetikum begnügen und sehen, ob ein anaesthetischer Effekt auftritt. Es empfiehlt sich aber, in diesen Fällen eher die Nadel zurückzuziehen und durch eine Alternativmethode den Nerv zu erreichen (siehe Orientierungspunkte).
Alternativmethode am Oberschenkel: 2 cm unterhalb der Mitte der Glutaealfalte genau an der Mitte des dorsalen Umfangs des Oberschenkels wird in Bauchlage

durch eine Hautquaddel eine bis 8 cm lange Nadel, meist um die 5 cm, senkrecht zur Haut eingestochen. In dieser Tiefe treten meistens Paraesthesien auf. Sollte dies nicht der Fall sein, ist es in diesem Fall ungefährlich, nach lateral oder medial neu einzustechen und nach dem Nerv zu suchen, bis Paraesthesien auftreten. Sodann Aspiration mit Injektion von 5-ml-Lösung. Nachdem in diesem Fall aber die Blockierungsstelle tiefer gelegen ist, als bei der erstgenannten Methode, ist die Indikation zur Beseitigung von Schmerzzuständen und auch deren Diagnose deutlich eingeengt und schließt den Nervus cutaneus femoris posterior meist nicht ein.

Neuere Methode: Von lateral bei Patient in Rückenlage, auf harter Unterlage, Knie durch Unterlegen eines Polsters leicht gebeugt. Etwa 3 cm distal der cranialen Begrenzung des Trochanter major direkt hinter diesem wird eine Hautquaddel gesetzt und eine 10 bis 12 cm lange Nadel horizontal in einer Transversalebene vorgeschoben. In 6 bis 10 cm Tiefe treten Paraesthesien im Bein auf. Nunmehr werden 10 bis 20 ml des Lokalanaesthetikums injiziert. Entfernen der Nadel (keine Skizze).

BEURTEILUNG DER WIRKUNG: Analgesie an der Rückseite des Oberschenkels und Beines (Kontrolle mittels Nadel) in dem in der Skizze auf S. 74 grobpunktierten Areal.

KOMPLIKATIONEN: Bei Beachtung der Richtlinien zum Vorgehen keine. Ansonsten intravasale Injektion (daher Aspiration!) oder bei unvorsichtigem, zu tiefem Einstich Verletzungen der Beckenorgane (daher Einstichtiefe beachten!).

ANAESTHETIKUM: MEAVERIN oder SCANDICAIN 10 ml bis 15 ml einer 1- bis 2%iger Lösung, mit oder ohne Adrenalin (bei Infiltration bis 20 ml 0,5%ige Lösung) bzw. BUPIVACAIN-Woelm oder CARBOSTESIN 10 ml, 0,25- bis 0,5%ige Lösung, mit oder ohne Adrenalin. Weder zur Leitungsunterbrechung am Nervus ischiadicus noch zur solchen am Nervus femoralis sollte jemals Alkohol verwendet werden.

EINSETZEN UND DAUER DER BLOCKADENWIRKUNG: MEAVERIN oder SCANDICAIN 5 bis 10 Minuten. Dauer: 2 bis 3½ Stunden, BUPIVACAIN-Woelm oder CARBOSTESIN 5 bis 15 Minuten. Dauer: 6 bis 14 Stunden (letzteres mit 0,5%iger Lösung mit Adrenalin).

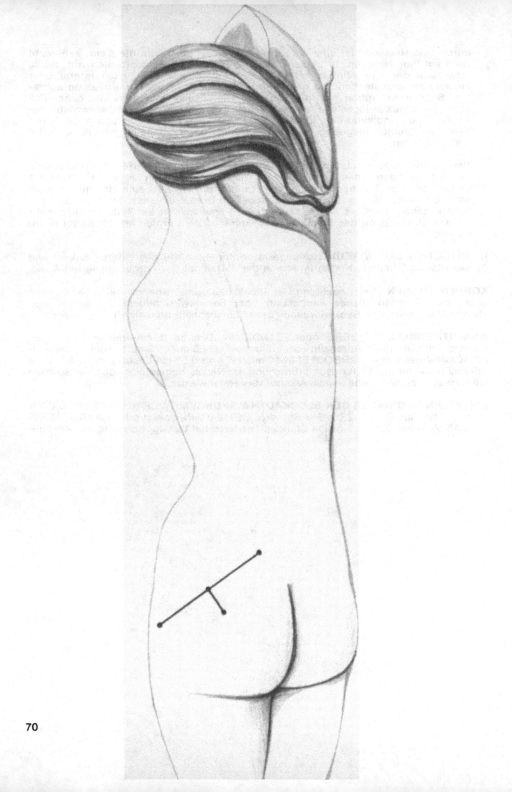

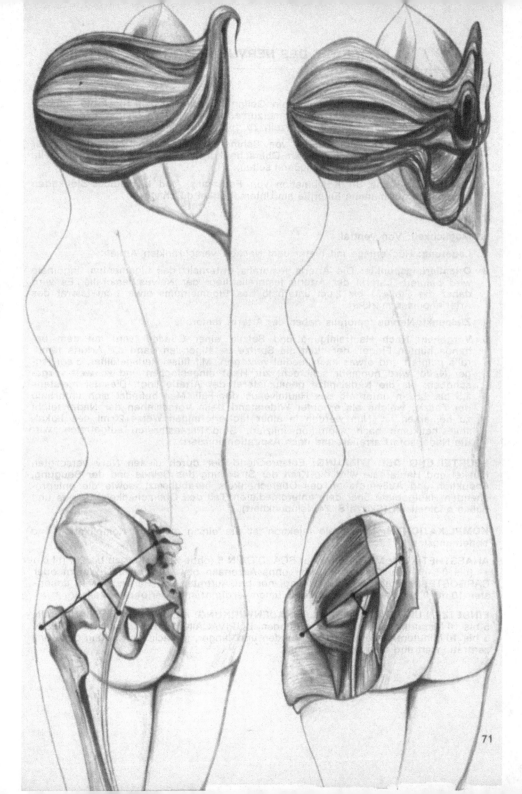

BLOCKADE DES NERVUS FEMORALIS

INDIKATIONEN:

1. **Diagnostisch:** Schmerzortung im Bein. Gelingt es, durch diesen Block die Schmerzen zu beseitigen, so sitzt die Schmerzursache peripher davon (ist also nicht in einer Kompression der Nervenwurzeln zu suchen!).

2. **Therapeutisch:** Zur Behandlung von Schmerzen (meist postrheumatisch oder durch schwere Muskelspasmen am Oberschenkel) im peripher der Injektionsstelle gelegenen Verlauf des Nervs (äußerst selten).

3. **Chirurgisch:** Keine. In Kombination von Femoralis- und Ischiadicus-Blockaden lassen sich gut manche Eingriffe am Unterschenkel durchführen.

TECHNIK:

1. **Möglichkeit:** Von ventral.

2. **Lagerung:** Rückenlage mit hinter dem Nacken verschränkten Armen.

3. **Orientierungspunkte:** Die Arteria femoralis unterhalb des Ligamentum inguinale wird palpiert. Lateral der Arteria femoralis liegt der Nervs femoralis. Es wird daher die Stelle 1 bis 2 cm unterhalb des Ligamentums etwa 1 cm lateral des Arterienpulses markiert.

4. **Zielpunkt:** Nervus femoralis neben der Arteria femoralis.

5. **Vorgehen:** Nach Hautreinigung und Setzen einer Quaddel wird mit dem behandschuhten Finger, der nicht die Spritze betätigenden Hand die Arteria femoralis palpiert und etwas nach medial verzogen. Mit flüssigkeitsgefüllter, 5 cm langer Nadel wird nunmehr senkrecht zur Haut eingestochen und so weit vorgeschoben, bis die Nadelspitze genau lateral der Arterie liegt. Dies ist meistens 1,5 bis 2,5 cm unterhalb des Hautniveaus der Fall. Man befindet sich unterhalb der Faszie, welche als erhöhter Widerstand beim Vorschieben der Nadel leicht zu bemerken ist. Nun werden in einer fächerförmigen Weise 20 ml des Lokalanaesthetikums nach Aspiration injiziert. Sind Paraesthesien aufgetreten, wird die Nadel sofort arretiert und nach Aspiration injiziert.

BEURTEILUNG DER WIRKUNG: Entsprechend der durch diesen Nerv versorgten Muskel und Hautareale wird die Kraft der Streckung des Beines und der Beugung, Abduktion und Außenrotation des Oberschenkels herabgesetzt, sowie die entsprechenden Hautgebiete über dem anteromedialen Teil des Oberschenkels, Beines und Fußes analgetisch (Skizze S. 74, feinpunktiert).

KOMPLIKATIONEN: Intravasale Injektion ist die einzig mögliche Komplikation und bedeutungslos.

ANAESTHETIKUM: MEAVERIN oder SCANDICAIN 5 (ohne Paraesthesien bis 20) ml einer 1- (bis 0,5-)%igen Lösung mit oder ohne Adrenalin bzw. BUPIVACAIN-Woelm oder CARBOSTESIN 5 ml, 0,5%iger Lösung, nur bei Auftreten von Paraesthesien, ansonsten 10 ml, 0,25%, auf das doppelte Volumen verdünnt, mit oder ohne Adrenalin.

EINSETZEN UND DAUER DER BLOCKADENWIRKUNG: MEAVERIN oder SCANDICAIN 5 bis 10 Minuten. Dauer: 2 bis 3½ Stunden, BUPIVACAIN-Woelm oder CARBOSTESIN 5 bis 10 Minuten. Dauer: 5 bis 12 Stunden und länger, je nach Anwendung der Konzentrationsart und dem Adrenalingehalt.

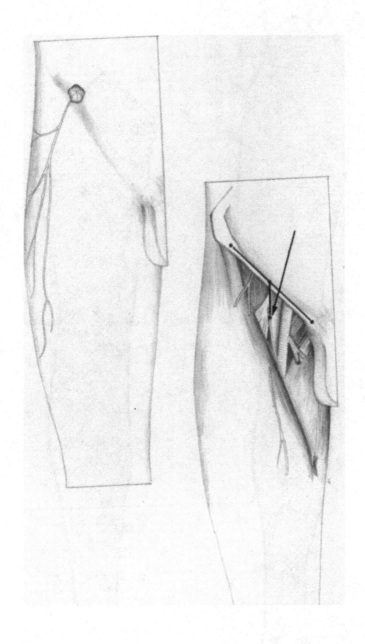

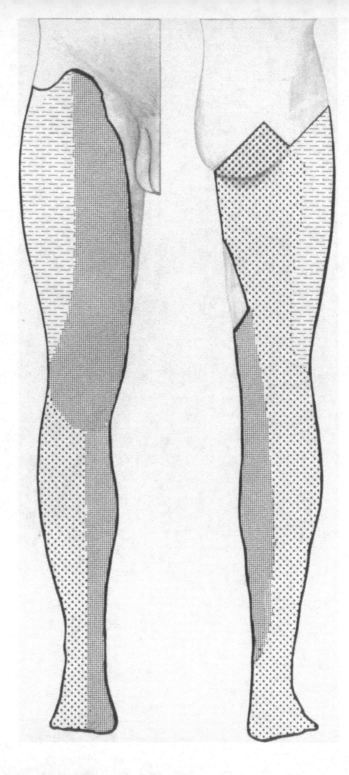

BLOCKADE DES N. CUTAN. FEMORIS LAT.

INDIKATIONEN:

1. **Diagnostisch:** Differenzierung von Schmerzproblemen am Oberschenkel.
2. **Therapeutisch:** Beseitigung von Schmerzen im Bereich des Nerven (Meralgia paraesthetica).
3. **Chirurgisch:** Selten.

TECHNIK:

1. **Möglichkeiten:** Percutan oder unspezifisch durch Blockade der somatischen Lumbalnerven paravertebral (L 2 und L 3).
2. **Lagerung:** Rückenlage. Hände hinter dem Kopf.
3. **Orientierungspunkte:** Spina iliaca ant. sup.; 2–3 cm medial und ebensoweit caudal davon ist die Hauteinstichstelle: Markieren.
4. **Zielpunkt:** Subfasciales Gewebe unter der Markierung der Haut.
5. **Vorgehen:** Nach Hautreinigung und Quaddelung im Markierungspunkt (Skizze S. 73) wird eine 5 cm lange Nadel an gefüllter 10-ml-Spritze senkrecht zur Haut eingestochen. Die Injektion erfolgt langsam unter Vorschieben der Nadel bis zum Knochenkontakt. Bei Fascienkontakt wird ein Depot unter die Fascie gesetzt. Nun Zurückziehen der Nadel und nach neuerlichem Füllen der Spritze fächerförmige Infiltration unterhalb der Fascia lata.

BEURTEILUNG DER WIRKUNG: Paraesthesien treten nur selten auf. Prüfung mit Nadelspitze im entsprechenden Hautsegment (horizontalschraffiert in Skizze S. 74).

KOMPLIKATIONEN: Keine.

ANAESTHETIKUM: MEAVERIN oder SCANDICAIN 20 ml einer 0,5%igen Lösung ohne oder mit Adrenalin 1 : 200.000 bzw. BUPIVACAIN-Woelm oder CARBOSTESIN 10–15 ml einer 0,25%igen Lösung ohne oder mit Adrenalin.

EINSETZEN UND DAUER DER BLOCKADENWIRKUNG: Nach 2 bis 5 (bis 10 Minuten) bei MEAVERIN oder SCANDICAIN 1½–3 (4–10) Stunden Wirkungsdauer.

BLOCKADE DES N. SUPRAORBITALIS, N. INFRAORBITALIS UND N. MENTALIS

N. supraorbitalis	N. infraorbitalis	N. mentalis

INDIKATIONEN:

1. **Diagnostisch:** Differenzierung von Triggerzonen; Vorprobe vor Alkoholinjektionen wegen Trigeminusneuralgien.

2. **Therapeutisch:** Therapie der Neuralgien, beschränkt auf den 1. bzw. 2. oder auch 3. Ast des N. trigeminus vor der Entscheidung über eine Alkoholblockade. Bei Herpes zoster des entsprechenden Astes.

3. **Chirurgisch:** keine;   selten am N. V/2 bei   keine;
                                Zahnärzten für Eingrif-
                                fe, die im Versorgungs-
                                gebiet V/2 liegen

TECHNIK:

1. **Möglichkeiten:** Die peripheren Ausbreitungen dieser Nerven sind percutan zu erreichen. Mehr zentral wird von Zahnärzten der N. maxillaris und mandibularis von der Mundhöhle her erreicht. Sehr selten geübt ist die Blockade des N. V/1 an der Orbitaspitze. Mehr zentral wird der N. V/2 und 3 meist in der Fossa pterygopalatina auch percutan erreicht (siehe S. 79, 82).

2. **Lagerung:** Im Sitzen; auch Patient in flacher Rückenlage, Ringkissen unter dem Hinterhaupt. Patient wird angewiesen, bei Auftreten von Paraesthesien die linke Hand zu heben; im Liegen meist für Alkoholinjektionen.

3. **Orientierungspunkte:** sind eindeutig aus der Skizze ersichtlich.

4. **Zielpunkt:** Foramen sive   Foramen et canalis   Foramen mentale et
incisura supraorbitalis   infraorbitalis   canalis mandibularis
(am Oberrand der Orbita) (Richtung beachten!) (Richtung beachten!)
                         S. Skizze S. 77   S. Skizze S. 77

Vorgehen, Beurteilung der Wirkung und Komplikationen getrennt nach den 3 Nerven:

a) N. SUPRAORBITALIS:

5. **Vorgehen:** Nach Fühlen der Incisura supraorbitalis, meist etwa 2,5 cm lateral der Sagittalebene, Hautreinigung und Setzen einer Hautquaddel (nicht immer nötig). Senkrecht zur Hautoberfläche, vielleicht eine Spur von caudal, wird nun die etwa 2,5 cm lange Nadel vorgebracht, bis Knochenfühlung besteht oder Paraesthesien auftreten. 0,5 bis 1 ml Flüssigkeit werden injiziert, sodann die Nadel etwas zurückgezogen und mit mehr medialer Nadelrichtung von der Hauptquaddel aus bis zum N. supratrochlearis vorgebracht und weitere 1 bis 2 ml injiziert.

BEURTEILUNG DER WIRKUNG: Paraesthesien.

KOMPLIKATIONEN: keine. Manchmal kleine Haematome (Therapie: eventuell Kompression oder Umschläge).

BEMERKUNG: Tic douloureux im V/1 ist absolut selten, meist ist dies fortgeleitet vom V/2! Daher genaue Exploration nötig. Wenn V/1+2 schmerzhaft ist, erst immer V/2 blockieren; wenn dadurch Schmerzen über dem Auge nicht sistieren, dann erst V/1 blockieren.

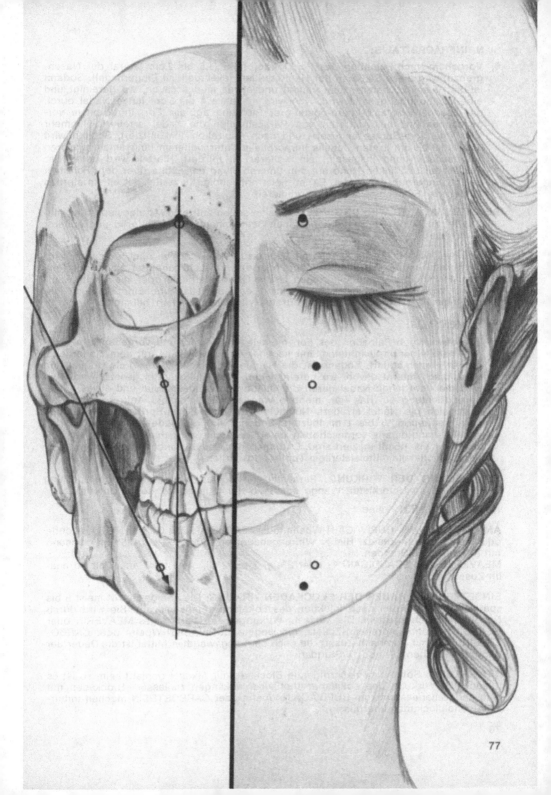

b) **N. INFRAORBITALIS:**

5. **Vorgehen:** Nach Palpation des For. infraorbitale (1,5 bis 2 cm lateral der Nasengrenze) wird diese Stelle an der Haut markiert (eventuell mit Fingernagel). Sodann ist die Hauteinstichstelle 1 cm caudal und etwas medial davon, wo gereinigt und eine Hautquaddel gesetzt wird. Nun wird die etwa 4 bis 5 cm lange Nadel durch die Quaddel in cranio-latero-posteriorer Richtung auf das For. infraorbitale vorgeschoben und bei Auftreten von Paraesthesien die Nadel arretiert. Nunmehr wird eine 2-cm-Spritze angesetzt und nach Aspiration 1 ml injiziert. Sodann wird die Nadel 0,5 cm in den Canalis infraorbitalis unter weiterem langsamen Injizieren vorgeschoben und insgesamt ein weiterer ml injiziert. Hierbei wird gerne der Zeigefinger der linken Hand auf den unteren Rand der Orbita über dem Foramen gelegt. Entfernen der Nadel. Es ist meist notwendig, kurzzeitig mit einem sterilen Tupfer die Einstichstelle zu komprimieren.

BEURTEILUNG DER WIRKUNG: Paraesthesien sollen auftreten. Analgesieprüfung mittels Nadel an Wange und Oberlippe (auch Schleimhaut) sowie Unterlid und äußerer Teil der Nase.

KOMPLIKATIONEN: Da die knöcherne Begrenzung des Kanales nach dorsal zu sehr dünn ist, kann es bei Gewaltanwendung oder zu scnwach geneigter Nadel zur Perforation des Knochens und Eindringen in die Oberkieferhöhle oder die Orbita kommen. Bei zu weit vorgeführter Nadel kann es ebenfalls zum Eindringen in die Orbita kommen. (Vorübergehendes Auftreten von Doppelbildern belanglos.)

c) **N. MENTALIS:**

5. **Vorgehen:** Nach Palpation des For. mentale (mit Incisur und vorgenanntem Foramen nahe einer parasagittalen Linie liegend) wird diese Stelle mit dem Fingernagel an der Haut markiert. Sodann ist die Haupteinstichstelle ½ bis 1 cm cranial und etwas nach lateral davon, wo gereinigt und eine Hautquaddel gesetzt wird. Nun wird die 4 cm lange Nadel durch die Quaddel in caudal-medial und etwas posteriorer Richtung auf das For. mentale vorgeschoben und bei Auftreten von Paraesthesien die Nadel arretiert. Nunmehr wird eine 2-ccm-Spritze angesetzt und nach Aspiration ½ bis 1 ml injiziert. Sodann wird die Nadel einige mm in den canalis mandibularis vorgeschoben unter weiterem langsamen Injizieren, bis insgesamt 1 bis 1,5 ml injiziert sind. Entfernen der Nadel. Manchmal ist Kompression der Einstichstelle mittels sterilem Tupfer erforderlich.

BEURTEILUNG DER WIRKUNG: Paraesthesien sollten auftreten. Analgesieprüfung mittels Nadel an Unterkiefer, Wange unterhalb der Mundspalte, sowie Unterlippe.

KOMPLIKATIONEN: keine.

ANAESTHETIKUM: BUPIVACAIN-Woelm oder CARBOSTESIN 0,25 bis 0,50%, ohne oder mit Adrenalin-Zusatz. Hiebei Wirkungsdauer am höchsten bei 0,5%iger Lösung mit Adrenalin: 16 Stunden.
MEAVERIN oder SCANDICAIN 1- oder 2%ig, 1 bis 2 ml, ohne oder auch mit Adrenalin-Zusatz.

EINSETZEN UND DAUER DER BLOCKADENWIRKUNG: Die Analgesie tritt meist 5 bis spätestens 10 Minuten nach Injektion des Lokalanaesthetikums auf. Sie wird durch Nadelprüfen sichergestellt. Die kürzeste Wirkungsdauer hat 1%iges MEAVERIN oder SCANDICAIN ohne Adrenalin-Zusatz, die längste BUPIVACAIN-Woelm oder CARBOSTESIN 0,5% mit Adrenalin-Zusatz. Je nach dem angewandten Mittel ist die Dauer der Wirkung zwischen 2½ und 16 Stunden.

BEMERKUNG: Sollte eine nachfolgende Blockade mit Alkohol geplant sein, so ist es ratsam, die Wirkung des Lokalanaesthetikums abklingen zu lassen. Blockaden mit dem Langzeitanaesthetikum BUPIVACAIN-Woelm oder CARBOSTESIN machen mitunter Alkoholblockaden überflüssig.

BLOCKADE DES N. MAXILLARIS

INDIKATIONEN:

1. **Diagnostisch:** DD. der Gesichtsschmerzen.

2. **Therapeutisch:** Bei Trigeminusneuralgie des 2. Astes.

3. **Chirurgisch:** Gelegentlich bei Oberkiefer- und Oberlippenoperationen sowie Eingriffen am Gaumen und im Bereiche der Zahnmedizin.

TECHNIK:

1. **Möglichkeiten:** Nur percutan.

2. **Lagerung:** Rückenlage, ohne Kopfkissen, ein Ringkissen unter dem Occiput oder kleine Rolle im Nacken. Kopfhaltung gerade und symmetrisch, so daß die Sagitalebene vertikal steht (Beachte, daß die Skizze in diesem Fall nicht der Lagerung entspricht).

3. **Orientierungspunkte:** Unterer Rand des Jochbogens und halbkreisförmiger Bogen des Unterkiefers zwischen Muskel- und Gelenksfortsatz (siehe Skizze). Knapp hinter der Mitte am unteren Rand dieses Bogens wird die Haut markiert.

4. **Zielpunkt:** N. Maxillaris in der Fossa pterygopalatina.

5. **Vorgehen:** Nach Hautreinigung und Setzen einer Quaddel (nicht immer nötig) wird mit einer 6 cm langen Nadel durch die Quaddel im Winkel von 45° (oder weniger: rechte Skizze) gegen die Haut (wie auch gegen die Horizontale und Vertikale) so eingestochen, daß die Nadel eben am Unterkieferknochen vorbeigleitet und die Richtung etwa auf den Sehnerveneintritt in den Augapfel, also hinter den Augapfel, hat. Meist wird hier in der Tiefe von 4 bis 5 cm das Pterygoid getroffen. Durch leichtes Zurückziehen und neuerliches Vorbringen anterior davon wird die Nadel nach 0,5 cm medial des Pterygoids gebracht, und hier sollten Paraesthesien eintreten. Nach Aspiration in drei Richtungen wird die Injektionsnadel so gehalten, daß der Nadelschliff nach cranial zeigt, und 5-ml-Injektionslösung eingebracht.

BEURTEILUNG DER WIRKUNG: Prüfung der Sensibilität mittels Nadelspitze im entsprechenden Versorgungsgebiet (Skizze).

KOMPLIKATIONEN: Haemorrhagien in der Wange oder Augenhöhle (bei Gefäßpunktion: Resorption in 1 bis 2 Wochen). Allenfalls leichter Druckverband. Injektion in die Orbita durch die Fissura orbitalis inferior ist bei Lokalanaesthetika belanglos. Gelegentlich gibt es Hornersches Syndrom (Ausbreitung zum Sympathicus) und Facialisparesen (Lokalanaesthetikum an einem Ast des N. Facialis bei Entfernung der Nadel). Beide gehen mit der Lokalanaesthesie von selbst zurück. Bei Durchführung der Blockade mittels Alkohol wird daher nach Abschluß der Injektion Alkohol aus der Nadel durch Luft zu verdrängen sein, bevor dann die Nadel entfernt wird.

ANAESTHETIKUM: 5 ml 1- bis 2-%-MEAVERIN oder SCANDICAIN bzw. 2 bis 5 ml 0,25- bis 0,50-% BUPIVACAIN-Woelm oder CARBOSTESIN ohne oder mit Adrenalin, 1 : 200.000.

EINSETZEN UND DAUER DER BLOCKADENWIRKUNG: Nach 5 bis 15 Minuten (kürzer: MEAVERIN oder SCANDICAIN, länger: BUPIVACAIN-Woelm oder CARBOSTESIN) ist die Anaesthesie vollständig. Die Dauer beträgt bei MEAVERIN oder SCANDICAIN 1½ bis 3 Stunden, bei BUPIVACAIN-Woelm oder CARBOSTESIN 8 bis 16 Stunden. Die adrenalinhältigen höheren Konzentrationen erreichen dabei die längere Wirkungsdauer.

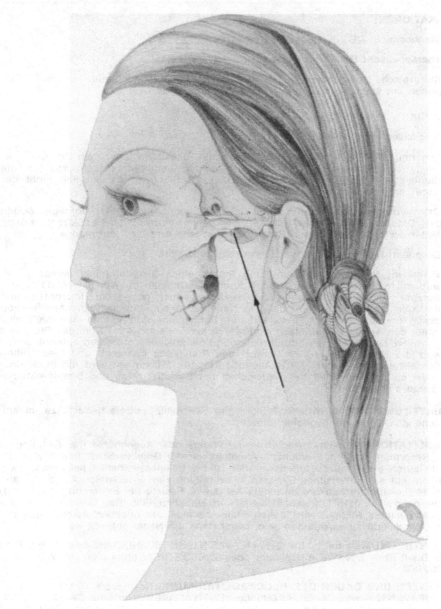

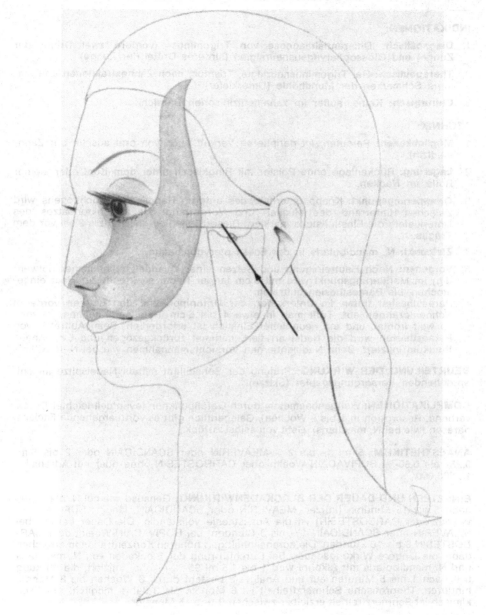

BLOCKADE DES N. MANDIBULARIS

INDIKATIONEN:

1. **Diagnostisch:** Differentialdiagnose von Trigeminus- (vordere zwei Drittel der Zunge) und Glossopharyngeusneuralgien (hinteres Drittel der Zunge).

2. **Therapeutisch:** Bei Trigeminusneuralgie, Trismus, nach Zahnextraktionen und maligne Schmerzen der Mundhöhle (Unterkiefer).

3. **Chirurgisch:** Keine, außer im zahnmedizinischen Bereich.

TECHNIK:

1. **Möglichkeiten:** Percutan, im peripheren Verlauf auch von oral aus (in der Zahnmedizin).

2. **Lagerung:** Rückenlage ohne Polster mit Ringkissen unter dem Kopf oder kleiner Rolle im Nacken.

3. **Orientierungspunkt:** Knapp unterhalb des unteren Randes des Jochbogens wird zwischen Hinterrand des Muskel- und Vorderrand des Gelenkfortsatzes des Unterkiefers die Einstichstelle markiert. Diese Stelle liegt meist 1 bis 2 cm vor dem Tragus.

4 **Zielpunkt:** N. mandibularis in der Fossa pterygopalatina.

5. **Vorgehen:** Nach Hautreinigung und Setzen einer Quaddel (nicht immer notwendig) im Markierungspunkt wird mit 5 cm langer Nadel senkrecht zur Haut eingestochen, bis Paraesthesien auftreten.
Paraesthesien treten im Unterkiefer, der Unterlippe und den unteren vorderen Schneidezähnen auf. Trifft man in etwa 4 bis 5 cm Tiefe auf Knochen, ist man zu weit frontal, und ein neuerlicher Einstich ist erforderlich. Beim Auftreten von Paraesthesien wird die Nadel arretiert, minimal zurückgezogen und 5 ml Anaesthetikum injiziert. Beim Nadelentfernen Vorsichtsmaßnahmen wie bei N. maxillaris.

BEURTEILUNG DER WIRKUNG: Prüfung der Sensibilität mittels Nadelspitze im entsprechenden Versorgungsgebiet (Skizze).

KOMPLIKATIONEN: Wangenhaematom durch Gefäßpunktion (eventuell leichter Druckverband, Resorption in 1 bis 2 Wochen). Gelegentlich gibt es vorübergehende Facialisparesen (wie bei N. maxillaris). Geht von selbst zurück.

ANAESTHETIKUM: 5 ml 1- bis 2-%-MEAVERIN oder SCANDICAIN oder 2 bis 5 ml 0,25- bis 0,50-% BUPIVACAIN-Woelm oder CARBOSTESIN ohne oder mit Adrenalin, 1 : 200.000.

EINSETZEN UND DAUER DER BLOCKADENWIRKUNG: Genauso wie bei N. maxillaris nach 5 bis 15 Minuten (kürzer: MEAVERIN oder SCANDICAIN, länger: BUPIVACAIN-Woelm oder CARBOSTESIN) ist die Anaesthesie vollständig. Die Dauer beträgt bei MEAVERIN oder SCANDICAIN 1½ bis 3 Stunden, bei BUPIVACAIN-Woelm oder CARBOSTESIN 8 bis 16 Stunden. Die adrenalinhaltigen höheren Konzentrationen erreichen dabei die längere Wirkungsdauer. Bei Durchführung der Blockaden von N. maxillaris und N. mandibularis mit Alkohol wird 1 bis 1,5 ml 95-%-Alkohol injiziert, die Wirkung tritt nach 1 bis 5 Minuten auf und Analgesie besteht durch 3 Wochen bis 3 Monate hindurch. Theoretische Schmerzfreiheit ist 6 Monate bis 3 Jahre möglich, praktisch klinisch ist Schmerzfreiheit erzielbar zwischen 9 und 15 Monaten.

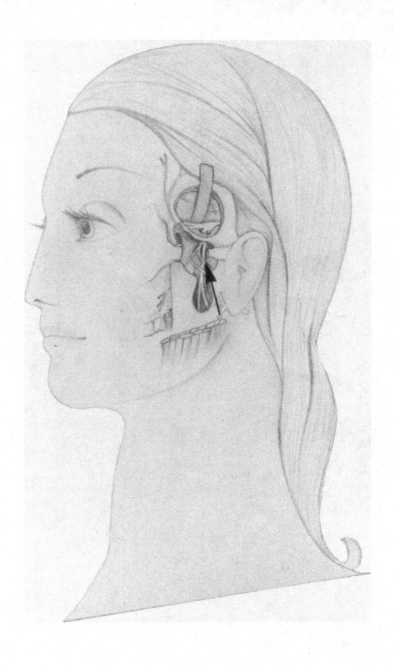

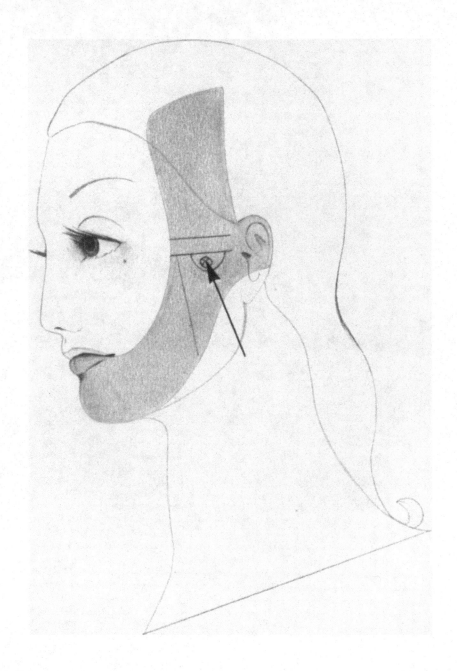

BLOCKADE DES NERVUS OCCIPITALIS MAJOR (ET MINOR)

INDIKATIONEN:

1. **Diagnostisch:** DD. der Hinterkopfschmerzen und des Zervikalsyndroms.
2. **Therapeutisch:** Occipitalneuralgie.
3. **Chirurgisch:** Zusammen mit einer Blockade der obersten Halsnerven oder der Plexus cervicalis unter Umständen für Wundversorgungen, Schädelfrakturen. Früher auch zu Kleinhirnfreilegungen.

TECHNIK:

1. **Möglichkeiten:** a) oberflächlich am Austritt des N. occip. maj. an der Linea nuchae, zwischen den Ansätzen der Mm. trapezius und semispinalis (sehnig), dicht medial der A. occipitalis (leicht tastbar); der N. occip. min. etwa 2 bis 2,5 cm lateral und etwas caudal davon; b) tief: an der Austrittsstelle um den caudalen Rand des M. obliquus capitis inf. etwa in der Transversalebene zwischen Atlas und Epistropheus, ca. 3 bis 4 cm lateral der Medianen.
2. **Lagerung:** Sitzend mit leicht vorgebeugtem Kopf oder in Bauchlage.
3. **Orientierungspunkte:** Linea nuchae, A. occipitalis. Für tiefe Blockade auch Dornfortsätze der oberen Halswirbel.
4. **Zielpunkte:** a) knapp medial der A. occipitalis; für b) die Richtung auf den Interarcuärspalt zwischen Atlas und Epistropheus.
5. **Vorgehen:** Nach exakter Hautreinigung (mitunter auch Rasur) und (meist) ohne Hautquaddelung wird für a) eine 5 cm lange Nadel an einer gefüllten 5-ml-Spritze senkrecht zur Hautoberfläche auf den Zielpunkt eingestochen, bis Paraesthesien auftreten. Bei b) wird eine 8 bis 10 cm lange Nadel 3 bis 4 cm paramedian in einer Transversalebene knapp über dem 2. HW-Dorn eingestochen und bis zum Unterrand des M. obliquus capitis inf. vorgeschoben, bis auch hier Paraesthesien auftreten. Dann Nadel etwas zurückziehen und nach genauer Aspiration langsame Injektion des Lokalanaesthetikums.

BEURTEILUNG DER WIRKUNG: Nur durch Sensibilitätsprüfung und Sistieren allfälliger Schmerzen feststellbar.

KOMPLIKATIONEN: a) keine; b) bei zu tiefer Nadellage cave intrathekale Injektion!

ANAESTHETIKUM: MEAVERIN oder SCANDICAIN 1 bis 2% oder BUPIVACAIN-Woelm oder CARBOSTESIN 0,25 bis 0,5% mit oder ohne Adrenalin jeweils 1 ml oder bei Fehlen von Paraesthesien 3 ml.

EINSETZEN UND DAUER DER BLOCKADENWIRKUNG: Die nach 3 bis 10 Minuten einsetzende Wirkung hält bei MEAVERIN oder SCANDICAIN 1½ bis 3 Stunden und bei BUPIVACAIN-Woelm oder CARBOSTESIN 3 bis 8 (bis 16) Stunden bei a), bei b) um einiges (25%) kürzer.
ZUSÄTZLICHE BLOCKADE DES N. AURICULARIS MAJ. (bei Schmerzen im äußeren Gehörgang) ist leicht erreichbar. Dieser Nerv kommt etwa 1,5 bis 2 cm caudal des Proc. mastoideus am Hinterrand des M. sternocleidomastoideus aus der Tiefe und richtet sich gegen den Ansatz der Ohrmuschel. Am Muskelrand kann er durch ein dort gesetzes Depot von 3 bis 5 ml Lokalanaesthetikum blockiert werden. Nur selten treten Paraesthesien auf.

BEMERKUNG: Vor der Durchführung der Blockade des N. occipitalis maj. und min. ist — wie immer — die Genese der Neuralgie zu klären. Ist diese als symptomatisch bei Erkrankungen der Halswirbelsäule, wie z. B. Fehlhaltungen oder arthritischen Veränderungen, aufzufassen, wird durch eine Blockade zwar vorübergehende Schmerzfreiheit erzielt, aber keine Heilung erreicht werden, wenn nicht die Grundkrankheit beeinflußt wird. Diese Blockade ist sehr leicht auszuführen (oberflächliche Version) und bei richtiger Indikation sehr lohnend.

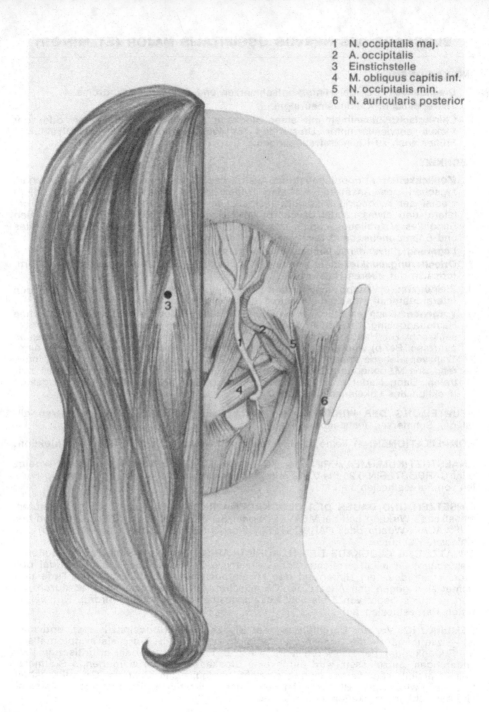

1 N. occipitalis maj.
2 A. occipitalis
3 Einstichstelle
4 M. obliquus capitis inf.
5 N. occipitalis min.
6 N. auricularis posterior

BLOCKADE DES GANGLION CERVICALE SUPERIUS

INDIKATIONEN:

1. **Diagnostisch:** Vasospastische Erkrankungen am Kopf, Migräne (30).

2. **Therapeutisch:** Zur Erreichung einer Vasodilatation des Kopfbereiches einschließlich der cerebralen und meningealen Gefäße. Fremdkörpergefühl im Hals.

3. **Chirurgisch:** keine.

VORBEMERKUNG: Diese Blockade wird nur selten (und dann nur von Otolaryngologen) durchgeführt, da alle Effekte auch durch die Blockade des Ganglion stellatum erzielt werden können. Auch erlaubt die Nachbarschaft wichtiger Hirnnerven und der A. carotis interna nur Mengen des Lokalanaesthetikums unter 5 ml zu nehmen.

ZUR ANATOMIE: Das Ggl. cerv. sup. liegt am M. longus capitis, vor den Procc. transversales des 2. und 3. (4.) Halswirbels. Es hat nahe Beziehungen zum Hüllbindegewebe des Gefäßstranges der A. carot. int., der V. jugul. und des N. vagus. Das craniale Ende des Ggl. cerv. sup. liegt nahe bei den Nn. hypoglossus, glossopharyngeus und vagus (R. laryngicus und R. pharyngicus). Ausdehnung des Ggl.: Länge 3 bis 5 cm, Breite 6 bis 10 mm und Tiefe 2 bis 4 mm. Es soll durch Fusion der vier obersten Cervicalganglien entstanden sein. Seine Äste gehen zu A. carot. int., V. jugul. (Rr. sup., auch nach intracraniell); 2., 3. und 4. Cervicalnerven (R. lat.). Pharynx, Larynx und Oesophagus, Thyreoidea. Herz (Rr. med., einschließlich N. cardiacus sup.); A. carot. comm. und ext., Ggl. oticum und submaxillare (Rr. ant.); 2. und 3. Halswirbel und Nackenmuskulatur (Rr. post.) und R. inf. zum Ggl. cervicale medius.

TECHNIK:

1. **Möglichkeit:** von lateral.
2. **Lagerung:** Rückenlage, Kopf zur Gegenseite gedreht.
3. **Orientierungspunkt:** je 1 cm caudal und posterior des Processus mastoideus.
4. **Zielpunkt:** An der Vorderseite des M. longus capitis in Höhe des 2. Halswirbels.
5. **Vorgehen:** Nach Hautreinigung und Setzen einer Quaddel genau im Orientierungspunkt wird eine 5 cm lange Nadel (ohne Spritze) mit dem Schliff nach dorsal so eingeführt, daß Knochenkontakt mit dem Tub. d. Proc. transvers. des 2. Halswirbels erreicht wird. Das Hautniveau wird gemerkt oder markiert und die Nadel zurückgezogen. Neuerliches Einbringen der Nadel erfolgt 20 bis 25° gegen die ursprüngliche Lage so geneigt, daß die Spitze der Nadel mehr anterior (der Ansatz also mehr posterior) liegt und 2 cm tiefer als vorher. Nach Aspiration (in nur einer Richtung!) werden maximal 5 ml langsam injiziert und die Nadel entfernt.

BEURTEILUNG DER WIRKUNG: Es kommt zu einem HORNER (Miosis, Ptosis und Enophthalmus; conjunctivale Injektion, verstopfte Nase, Anhidrose und leichte Rötung des Gesichtes).

KOMPLIKATIONEN: Wegen der anatomischen Lage (s. o.): Vagusblock (führt zu Tachycardie), Druck auf die A. carot int. (zu temporärer cerebraler Ischaemie und dadurch Vertigo oder sehr selten Bewußtlosigkeit). Cave: subarachnoideale Injektion.

ANAESTHETIKUM: 1% MEAVERIN oder SCANDICAIN bis 4 ml, 0,25% BUPIVACAIN-Woelm oder CARBOSTESIN bis 3 ml. Immer OHNE Adrenalin.

EINSETZEN UND DAUER DER BLOCKADENWIRKUNG: Nach einigen (bis spätestens 10) Minuten muß ein HORNER bestehen, sonst keine richtige Injektion. Dauer: bei MEAVERIN oder SCANDICAIN 2 bis 3, bei BUPIVACAIN-Woelm oder CARBOSTESIN 3 bis 10 Stunden.

Elektrische Nervenblockaden

Allgemeiner Teil

EINLEITUNG

Die Durchführung von Nervenblockaden hat sich als überaus wirksame Maßnahme erwiesen und bringt insbesondere in der Bekämpfung von Schmerzen eine Reihe von Vorteilen für den Patienten. Es hat sich allerdings gezeigt, daß auch einige Nachteile in dieser Art der Behandlung liegen. Als gravierendst wird diesbezüglich angesehen, daß der Patient von jenem Arzt, der die Blockaden durchführt, abhängig wird und sich bei Abwesenheit dieses Therapeuten verlassen vorkommt, ja verlassen ist, da niemand im Falle neuerlich auftretender Schmerzen so effizient helfen kann. Dazu kommt, daß manchmal an der Therapie mit Nervenblockaden interessierte Ärzte die hierzu nötigen Voraussetzungen nicht mitbringen oder anschaffen. Daraus resultiert, daß bei manchen Anfängern in dieser Technik wesentlich häufiger als nötig Nebenwirkungen auftreten und die Effizienz doch leidet. Beide diese Nachteile lassen sich durch Anwendung von elektrischem Strom (in ganz spezifischer Weise) umgehen. Das soll nicht heißen, daß wir von pharmakologischen Nervenblockaden abraten, ganz im Gegenteil. Allerdings benutzen auch wir für manche Zustände eher elektrische Blockaden (siehe Häufigkeitstabelle). Vorerst muß jedoch bewiesen werden, daß unter den verschiedenen Arten der Anwendung des elektrischen Stromes von der Haut aus ganz bestimmte Stromformen bzw. Reizformen eine Wirkung auf Nerven haben. Denn nur bei Nachweis einer solchen Wirkung lassen sich die Prinzipien der Nervenblockade durch Lokalanaesthetika auch auf Anwendung des elektrischen Stromes übertragen und die Vorteile der Blockadentechnik auf Behandlung mittels elektrischem Strom anwenden. Wie dies möglich wird, soll im Abschnitt „Grundsätzliches" nunmehr erläutert werden.

GRUNDSÄTZLICHES

Die Anwendung des elektrischen Stromes von der Haut aus ist eigentlich eine weit verbreitete Behandlungsart und dem Gebiete der physikalischen Medizin zugeordnet. Erst seit der Veröffentlichung neuerer Schmerztheorien (ab 1965; 4, 24, 27) befassen sich auch Ärzte anderer Disziplinen, hauptsächlich Neurochirurgen, mit dieser Methode, da sich aus der Theorie für die Praxis wichtige operative Methoden der funktionellen Neurochirurgie (Hinterstrangreizung (36), Reizung peripherer Nerven (28) und spezifischer Hirnstrukturen mittels implantierter und von außen steuerbarer Reizgeräte) ergeben haben. Allerdings ist die Selektion von Patienten, bei welchen diese Methoden effektiv angewendet werden können, überaus schwierig (15) und anfänglich gab es viele Fehlimplantationen. Man ging daher dazu über, vorerst zu testen, ob durch an der Haut angebrachte Elektroden eine elektrische Reizung jene Wirkung (z. B. Schmerzlinderung, Muskelentspannung etc.) hervorrufen konnte, die man sich von einer Reizung durch Implantation erhoffte. Dabei fand man, daß in nicht wenigen Patienten bereits eine entsprechende Reizung von der Haut aus Erfolge brachte. Diese im anglo-amerikanischen Schrifttum als TDS für „transdermal stimulation' (of nerves)" bezeichnete* Vorgangsweise hat bereits ein umfangreiches Schrifttum gebracht (5, 7, 8, 31). Allerdings muß bei kritischer Beurteilung festgestellt werden, daß objektive Untersuchungen, ob solche Reize bestimmte Wirkungen auf Nerven haben, nicht vorliegen. Die meisten Veröffentlichungen berichten über Schmerzlinderung (8, 10, 31) und gehen mit keinem Wort darauf ein, daß man an Schmerzen nie objektive Feststellungen treffen kann (15). Alle diese Beobachtungen wurden als unbefriedigend bezeichnet (32, 33).

Wir haben daher nach intensivem Literaturstudium feststellen können, daß verschiedene Charakteristika eines von der Haut aus auf Nerven einwirkenden Stromes verschiedene Wirkungen auf verschieden dicke Nervenfasern haben, wie dies von verschiedenen Autoren (2, 11, 34, 37, 38) berichtet wurde. Wenn Schmerzlinderung erzielt werden soll, muß eine Wirkung auf dünne Nervenfasern, also solche mit kleinem Querschnitt dokumentiert sein. Unter den anderen dünnen Nervenfasern schienen uns jene

---

* Auch TENS für „transdermal electric nerve stimulation"; dies ist die offizielle Terminologie, die mitunter auch abgekürzt wird als TNS.

des Sympathicus besonders interessant zu sein, da sie ein objektiver Beurteilung zugängliches Erfolgsorgan haben, nämlich die Gefäße. Wir haben daher durch Beobachtung der Haemodynamik (von Gehirn (13, 29), Arm und Bein (21) zu beurteilen versucht, ob ein an ganz bestimmten Punkten der Haut einwirkender elektrischer Reiz (von dem anzunehmen war, daß derselbe sympathische Ganglien (17) durchfluten würde) entfernte Gefäßbezirke zu beeinflussen in der Lage ist. Nach anfänglichen orientierenden Studien fanden wir ein Modell, an welchem wir unter Kontrolle der Haemodynamik die Auswirkung verschiedenartiger Reizcharakteristika auf den Sympathicus feststellen konnten (20). Die Anordnung ist später als elektrische Stellatum- oder lumbale Grenzstrangblockade beschrieben (S. 113–116). Wir konnten damit erstmals objektiv die Wirkung von der Haut ausgehender elektrischer Reize auf dünne Nervenfasern untersuchen und eine eindeutige Wirkung feststellen (Abb. 1 und 2). Die den entsprechenden Sympathicusanteilen zugeordneten Gefäße zeigen ein Verhalten, das jenem bei Blockade durch Lokalanaesthetika (16) gleicht. Über den Mechanismus der Wirkung ist dabei noch nichts ausgesagt (20). Deswegen sehen wir den Ausdruck „transdermale Stimulation" als falsch an und bevorzugen die Bezeichnung „Nervenblockade".

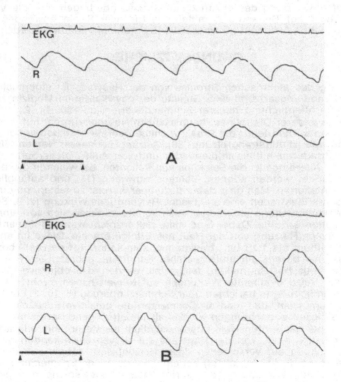

Abb. 1. Pulswellenkurve (Längsrheogramme) vom rechten (R) und linken (L) Arm vor (obere 2 Kurven, A) und 10 min nach Ende einer 20minütigen elektrischen Stellatumblockade linksseits (untere beiden Kurven). Kalibration 1 s. Beachte die größere Erhöhung der Amplitude des Rheogramms der linken Seite in der unteren Bildhälfte (B)

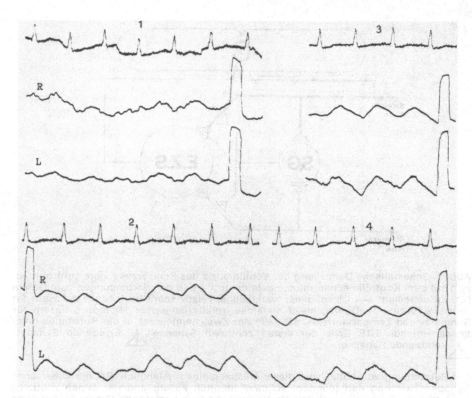

Abb. 2. Längsrheogramm beider Beine bei einem Patienten mit beidseits multiplen Gefäßverschlüssen, die nicht mehr operativ korrigierbar waren. **1** vor und **2** 10 min nach Ende einer 20 min dauernden elektrischen Grenzstrangblockade (lumbal. rechtsseitig). Registrierung mit einer Papiergeschwindigkeit von 25 mm/s. Eichzacken 0,1 Ohm, sowie **3** und **4** eine bzw. fünf Stunden später. Beachte die Erhöhung der Amplitude der Pulswellenkurven durch die elektrische lumbale Grenzstrangblockade

THEORIEN

Eine Reihe von Theorien bestehen, welche zur Erklärung der klinischen Beobachtungen herangezogen wurden. Leider konnte bislang keine davon einer rigorosen Prüfung standhalten. Daher sollen diese Theorien hier nicht in extenso geschildert werden, sondern nur kurz genannt werden. Interessierte Leser werden auf die Quellen verwiesen.

Campbell und Taub (4) glauben, daß ein peripherer Mechanismus für die Wirkung der transdermalen Stimulation verantwortlich sei. Die Theorie von Melzack und Wall (26, 27), chronologisch die erste, die Aufmerksamkeit erregte und chirurgisch von Shealy (35, 36) realisiert, postulierte erst spinale Mechanismen, die in der Substantia gelatinosa Rolandi, später höher bzw. mehr zentral gelegen lokalisiert wurden. Sie wird als „gate-controll"- (d. h. Ventil-)Theorie des Schmerzes bezeichnet und ihre Annahmen basieren auf Verbindungen, welche anatomischen Gegebenheiten entsprechen und physiologisch nachweisbar sind (14).

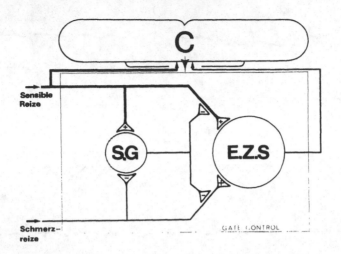

Abb. 3. Schematische Darstellung der Ventiltheorie des Schmerzes („gate control theory") mit dem Kontrollmechanismus („gate control") und den Verbindungen zum Gehirn **(C).** Es bedeuten: ―― Dicke, meist markhaltige, relativ schneller leitende A-Fasern für sensible Reize. ―― Dünne, meist marklose, relativ langsamer leitende C-Fasern für Schmerz- und Temperaturreize. **SG** Zelle des Zwischenneurons in der Substantia gelatinosa Rolandi. **EZS** Zelle der ersten zentralen Synapse. ⟁ Erregende Synapse. ⟁ Hemmende Synapse

Bei Betrachtung von Abb. 3 wird dieser Mechanismus verständlich: Bei der klassischen Synapse zwischen den (dünnen) schmerzleitenden Fasern und der ersten zentralen Zelle tritt ein Axon mit einer Zelle in Verbindung (axo-somatische Synapse). Am Axon muß das gesamte Ruhepotential von normalerweise etwa 80 mV zusammenbrechen, um genügend Überträgersubstanz aus den Depots freizusetzen, damit der Reiz die Synapse überspringen kann. Dabei entsteht in der Zelle ein (postsynaptisches) Potential von z. B. 10 mV, die Weiterleitung ist sichergestellt. Trifft nun minimal früher ein sensibler Reiz ein und erregt die Zelle der Substantia gelatinosa (SG), so gelangt dieser Reiz durch das Axon dieser Zelle und dessen (in der Abbildung unterer Ast) Fortsetzung an das Axon, welches Schmerzreize leitet. Diese axo-axonale Synapse bewirkt am Ende des Axons der vorerwähnten axo-somatischen Synapse eine Herabsetzung des Ruhepotentials auf z. B. 40 mV oder weniger. Dadurch kann bei einem unmittelbar danach hier eintreffenden Reiz (Depolarisation) nicht genügend Überträgersubstanz freigesetzt werden, um in der nächsten (EZS-)Zelle ein normales Potential entstehen zu lassen, sondern es kommt nur zum Aufbau von etwa 5 mV oder noch weniger. Im Extremfall ist bei Eintreffen der Depolarisation (z. B. bei repetitiver Hemmung, wie z. B. durch elektrische Hinterstrangreizung) das Ruhepotential so gering geworden, daß die Erregungsfortleitung (in der C-Faser über die Schmerzbahn) nicht mehr möglich ist. Dadurch ist das Ventil geschlossen. Nur ein schnelles Anschwellen heftigster Schmerzen, gewisse zerebrale Einflüsse oder die Beendigung der präsynaptischen Hemmung öffnen das Ventil wieder.

Vor kurzem hat dann Kerr (24) (1975) seine Theorie formuliert, die auf zentrale Hemmungs- und Anpassungsmechanismen bzw. Ausgleichsphaenomenen basieren soll. Kane und Taub (22) haben die Geschichte der eigentlich gar nicht so neuen (1) transdermalen Elektrostimulation von Nerven ausführlich dargestellt und es kann darauf verwiesen werden.

Auch die Verwendung sehr elaborierter Untersuchungstechniken hat bislang keine Klärung des Wirkungsmechanismus gebracht. Computer-EEG-Untersuchungen (3), wie sie zur Hörprobe kleinster Kinder routinemäßig verwendet werden, zeigten bei isolierter elektrischer Reizung des N. medianus z. B., daß die cortical auftretenden evozierten Potentiale durch entsprechend plazierte transdermale Reizung mittels wirksamer (s. oben) Stromformen völlig unverändert zu beobachten sind (3).

Zum Unterschied von diesen Theorien beruht unsere Arbeitshypothese auf der Beeinflussung von Nerven durch die Anode eines galvanischen Stromes, unter welcher bekanntermaßen eine Hyperpolarisation entsteht (Keidel, 23). Sie wurde durch die Charakteristik jenes elektrischen Reizes bestätigt, welcher den optimalen Effekt erzielt (siehe unten). Ob dabei auch Endorphine oder andere Mediatoren freigesetzt werden, ist derzeit noch nicht genügend bekannt. Allgemeine Müdigkeit, die bei den Behandelten oft entsteht, spräche dafür. Auch nehmen wir an, daß nicht näher bekannte und vorerst noch ungenügend untersuchte chemische Mechanismen in der nächst proximalen Synapse durch die Stromanwendung in Gang gesetzt werden müssen, über deren prinzipielle Richtung wir schon eine Vorstellung haben. Gewisse Substanzen können nämlich die Wirkung der elektrischen Blockade aufheben, während andere diese potenzieren. Letzteres nutzen wir bei zu geringer Blockadewirkung bereits aus, indem wir den Patienten ungefähr 1½ Stunden vor Beginn einer Therapiesitzung (in Abhängigkeit von der Pharmakodynamik des jeweiligen Medikamentes) Tetraäthylthiurandisulfid (500 mg), oder Bromocryptin (2,5–5 mg), oder Levodopa (400 mg), oder besser Levodopa (100 mg) und Benseracidhydrochlorid (25 mg) verabreichen bzw. schlucken lassen. Dadurch läßt sich der Effekt auch deutlich prolongieren.

Obwohl also rechtens angenommen werden muß, daß elektrische Reizströme die Nervenleitung direkt nicht beeinflussen, wurde von uns der Terminus „elektrische Nervenblockade" benutzt, um die Ähnlichkeit der gedanklichen Schritte, die zu besten Erfolgen sowohl bei pharmakologischer wie auch elektrischer „Blockade" führen, zu unterstreichen. Welches sind nun die Kriterien eines wirksamen Reizes (20)?

REIZSTROMKRITERIEN

Es ist seit geraumer Zeit bekannt, daß gewisse Formen des elektrischen Stromes während des Stromdurchflusses durch Gewebe Schmerzsensationen mildern können (Althaus (1), 1859; Kane und Taub (22), 1975). Ein optimaler Reizstrom sollte aber über die Dauer der Stromdurchflutung hinaus eine möglichst lange Nachwirkung (englisch als carry-over-effect bezeichnet) haben. Folgende Beobachtungen helfen verstehen, warum gewisse Reizstromcharakteristika die Wirkung des Stromes erhöhen:

1. **Polarität:** Bei Gleichstromanwendung entsteht unterhalb der Anode ein beruhigender Effekt und unter der Kathode ein Reizeffekt (Jantsch und Schuhfried (12), Edel (9)). Dies ist auch neurophysiologisch begründbar (Keidel, 23); es besteht unter der Anode eine Hemmung der Repolarisation und dies kann zur Erklärung der Minderung der Schmerzempfindung herangezogen werden. Dies spricht also dafür, daß Gleichstrom, d. i. galvanischer Strom (auch unterbrochen, als Impulsgalvanisation) bessere Wirkung ausübt, als Wechselstrom, bzw. faradischer Strom.

2. **Frequenz:** Es ist aus älteren Arbeiten bekannt (2, 11, 37), daß die Frequenz eine differenzierte Wirkung auf Nervenfasern verschiedenen Durchmessers hat und zwar so, daß Fasern größeren Durchmessers besser auf höherfrequente Reize ansprechen, während dünnere Fasern eher niederfrequente Ströme besser leiten. Daraus ergibt sich die Folgerung, daß für die optimale Reizqualität galvanische Ströme eher niedriger Impulsfrequenz angewandt werden sollten. Wir haben diese Annahme geprüft und gefunden, daß gewisse Ströme der hier genannten Reizqualität an unserem Modell (Sympathicus; siehe oben) eindeutig bessere Auswirkungen von wesentlich längerer Dauer an dem zugeordneten Gefäßgebiet erkennen ließen, als Reize anderer Charakteristika, etwa also faradische Ströme. Vergleiche dazu die in Abb. 4 schematisch gezeigten Stromformen (20).

Eine weitere Folgerung aus dieser Beobachtung gibt eine gute Erklärung für eine klinische Beobachtung, welche einen Vorteil der elektrischen gegenüber der pharmakologischen Blockade darstellt: während Lokalanaesthetika bei gutem Sitz einer Blockade

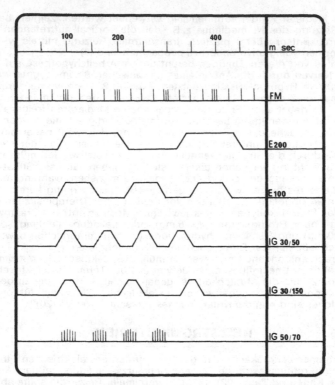

Abb. 4. Graphische Darstellung einiger Stromarten zur elektrischen transkutanen Nervenreizung. Abkürzungen: **FM** frequenzmodulierte Reize; **E 200 (100)** Exponentialstrom mit Reizdauer und Pause von 200 (100) ms: **IG 30/50 (30/150)** Impulsgalvanisation mit Exponentialreizen von 30 ms Dauer und 50 (150) ms Pause; **IG 50/70** Gruppen von Einzelimpulsen von 0,1 ms Dauer und Pausen von 10 ms, mit an- und abschwellender Amplitude, deren höchste entsprechend einer Spannung von 180 V, wobei zwischen je 2 Gruppen von Impulsen eine Pause von 70 ms eingehalten wird. Zeitangaben in ms

jedes peripheren Nerven auch motorische (also dicke) Fasern unterbrechen – was bedeutet, daß bei richtiger Blockade Lähmungen der zugeordneten Muskel zu beobachten sein müssen – ist bei ,,Blockade mittels elektrischem Reizstrom'' die Wirkung auf dünne Fasern begrenzt und Auswirkungen auf motorische Fasern sind nicht zu erwarten, wenn optimal wirkende Stromformen benutzt werden.

3. **Dauer der Einzelreize:** Um die Behandlung mit obgenannter Stromform für den Patienten nicht zu unangenehm zu gestalten, ergibt sich die Forderung nach Herabsetzung der Dauer der Einzelimpulse. Mit einer Dauer der Einzelreize von über 0,2 msec wird die Sensation für den Patienten unangenehm und die Hautreizung und Hautrötung unter der Elektrode sind deutlich stärker als bei einer Dauer der Einzelimpulse von unter 0,2 msec. Wir raten daher, die Dauer der Impulse mit maximal 0,2 msec. zu begrenzen.

4. **Größe und Form der Elektroden** ist daraufhin auszurichten, daß bei gleicher Spannung und Stromstärke eine kleine Elektrodenfläche die darunterliegenden Gewebsanteile mit einer höheren Feldstärke durchdringt und andererseits eine größere Elektrodenfläche nur mit geringerer Feldstärke wirken kann. Will man die beruhi-

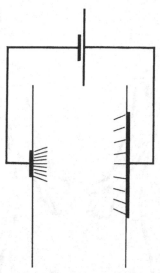

Abb. 5. Schematische Darstellung der Feldliniendichte unter einer kleinen und einer großen Elektrode bei gleicher Stromstärke bzw. Spannung. Dabei heißt größere Feldliniendichte stärkere Beeinflussung in diesem Feldanteil liegender Gebilde, wie z. B. Nerven

gende Wirkung der Anode (siehe unter Polarität (1)) verstärkt nutzen, so braucht man dazu eine hohe Feldstärke, also eine kleine Anode. Gleichzeitig wird zur Verringerung des Reizeffektes unter der Kathode eine Verringerung der Feldstärke, also eine möglichst große Elektrode gebraucht. Diese Verhältnisse sind in Abb. 5 schematisch dargestellt.

Die Elektrodenlage ist sodann nach den Gesichtspunkten auszuwählen, unter welchen man (bei einer Nervenblockade durch Injektion von Lokalanaesthetika) jenen Nerven, welcher für die Leitung algophorer Reize verantwortlich ist, einem möglichst starken anodalen elektrischen Feld aussetzen kann. Kurz gesagt, die Anode sollte an jene Stelle der Haut angelegt werden, unter welcher sich relativ nahe jener Nerv befindet, welcher für die Schmerzleitung verantwortlich ist. Beispiele dazu werden in Abb. 6 gezeigt. Dabei ist die Kathode als große Elektrode an der der Anodenlage gegenüberliegenden Körperoberfläche anzulegen. Beispiele dazu finden sich auch photographisch bei den einzelnen Anwendungsarten im speziellen Teil. Diese gedankliche Analogie war für uns Anlaß, diese besondere Art der Elektrotherapie (Impulsgalvanisation), welche im anglo-amerikanischen Schrifttum als „transdermale Elektrostimulation von Nerven (TDS, TNS)" bezeichnet wird, mit dem Terminus „elektrische Nervenblockade" zu belegen, obwohl wir durch eigene Untersuchungen (mittels Computer-EEG; 3) wissen, daß eine Unterbrechung oder Störung der Nervenleitung und der Aktionspotentiale nicht entsteht.

5. **Die Wirkungsdauer** einer solchen Reizstrombehandlung sollte möglichst lange auch nach Ende der Stromdurchflutung anhalten (dies wird im englischen als „carry-over effect" bezeichnet). Während von den verschiedensten Reizstromformen bekannt ist, daß diese nur während der Durchflutung Schmerzen lindern (und daher das diesen Reiz liefernde Gerät immer eingeschaltet am Patienten getragen werden muß, um zu wirken) ist bei Benutzung des nach unseren Kriterien optimalen Stromes eine Nachwirkung auch über längere Zeiträume sichergestellt. Bei täglicher Wiederholung der 20 Minuten dauernden Behandlung verlängert sich die Nachwirkung fortlaufend, sodaß nach einer 5maligen Wiederholung einer Durchflutung des Ganglion stellatum nicht selten auch noch 2 Jahre nach Ende der Behandlung am haemodynamischen Befund (Rheoencephalogramm) das Fortbestehen der Wirkung nach-

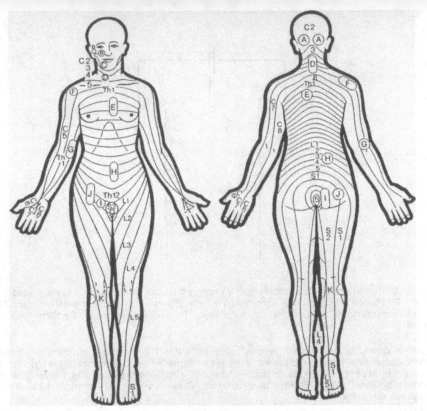

Abb. 6. Darstellung der häufigsten von uns verwendeten Elektrodenlagen. Anode als Kreise, Kathode als Oval dargestellt. Die Abkürzungen bedeuten: **A** Occipitalneuralgie; **B** Trigeminusneuralgie im 2. und **C** 3. Ast; **D** Stellatumblockade; **E** Intercostalneuralgie; **F** Periarthritis humeroscapularis; **G** Epicondylitis; **H** lumbale Grenzstrangblockade; **I** N. obturatorius; **J** Ischialgie und **K** Peroneusneuralgie. Die Lage der Elektroden ist in das Sensibilitätsschema der Neurochirurgischen Universitätsklinik Zürich eingetragen. Mit freundlicher Genehmigung der Ciba-Geigy Wien

weisbar ist. Wenn Schmerzen der Anlaß elektrischer Nervenblockaden waren, wird auch viele Monate nach Ende der Therapie noch über Schmerzfreiheit berichtet. Wenn der Grad der Schmerzen am „Schmerzindex" (englisch „pain profile scoring matrix" nach Picaza, Shealy und Ray 33; Tab. 1) halbobjektiv beurteilt wird, verläuft unserer Erfahrung nach der Eintritt und das Abklingen der Wirkung etwa so, wie es in Abb. 7 schematisch gezeigt ist. Bei der statistischen Analyse unserer Erfahrungen an über 35.000 elektrischen Nervenblockaden ergab sich ein Trend, welcher bei zunehmender Heftigkeit der Schmerzen eine bessere Wirkung und mit zunehmendem Lebensalter (ab dem 50. Lebensjahr) eine Abnahme der Wirkungsdauer ergab.

Eine Behandlung, welche diese Kriterien des Reizstromes, die sich aus physiologischen und anatomischen Gegebenheiten ergeben, beachtet, wird eine optimale Wirkung erzielen lassen. Nicht alle kommerziell verfügbaren Geräte sind auf diese Kriterien abgestimmt. Es bleibt daher dem Arzt überlassen, eine entsprechende Wahl zu treffen. Diese wird durch Tab. 2 erleichtert, in der die wichtigsten Daten einer Reihe von kommerziell erhältlichen Geräten angeführt sind. Manche Erzeuger von einschlägigen Geräten meinen, der Patient müsse „Elektrodenlage und Reizstromfrequenz" so auswählen, daß ein „angenehmes Gefühl" während der Behandlung besteht. Diese Forderung geht an den erwähnten Kriterien vorbei, welche kein Pa-

Tabelle 1
Prinzip der Bestimmung der Höhe des Schmerzindex aus 4 Faktoren und Bildung der Summe daraus; mögliche Werte: 1–16

Faktor	ziffernmäßige Codierung der Grade:			
	1	2	3	4
Zeitdauer der Schmerzen	0–6 h/d	6–12 h/d	12–18 h/d	18–24 h/d
subjektive Angabe der Stärke	leicht	mäßig	stark	sehr stark – unerträglich
erfolgreiche Medikamente	Analgetika	Sedativa	Hypnotika	Narkotika
psychische (Ver-)Stimmung	leicht	mäßig	deutlich	bis teilnahmslos

tient verstehen kann, es sei denn, er ist in Elektrophysiologie und Anatomie bewandert. Es muß gefordert werden, daß Frequenz und Elektrodenlage vom behandelnden Arzt festgelegt werden. Nur dann erzielt man optimale Ergebnisse, wie sie für die verschiedenen Indikationen in Tab. 3 zusammengestellt sind.

Aus der Beachtung der genannten Kriterien ergibt sich auch die einzige **Kontraindikation** dieser Behandlung: Durch die Kürze der Einzelreize bedingt, sehen **Demand-Schrittmacher** diese als Herzaktion an und stellen ihre Tätigkeit ein; daher sind Patienten mit Demand-Schrittmachern von dieser Behandlung auszunehmen. Nur bei Elektrodenlage sehr weit vom implantierten Schrittmacher entfernt, kann man unter gleichzeitiger fortlaufender EKG-Registrierung versuchen, festzustellen, ob der Schrittmacher weiter funktioniert, wenn der Reizstrom eingeschaltet ist (siehe Abb. 8). Wird die Aktion des Schrittmachers nicht gestört, kann immer unter EKG-Kontrolle behandelt werden.

Wenn man die Kriterien, die zu einer optimalen Erfolgsquote führen, kurz rekapituliert, so sollte man sich eines Gerätes bedienen, welches einen Reizstrom liefert, der monophasische Impulse mit einer Einzelreizdauer von 0,2 msec oder kürzer liefert, deren Frequenz niedrig (sicher unter 50) ist und deren Spannung möglichst hoch regulierbar ist. Es sollten Elektroden von verschiedener Größe zur Verfügung stehen. Ein bis zwei Kanäle sind zur Behandlung genügend.

Ausschließlich für Zustände, die nicht über einen Nerven beeinflußbar sind, hat sich auch eine andere Reizstromqualität bewährt, welche zwar auch monophasisch sein sollte, die aber eine größere Gleichstromkomponente enthält (sprich längere Dauer der Einzelreize). Diese Reizstromform verwenden wir z. B. bei Epicondylitis, Periarthritis humeroscapularis, Sacroiliacalgelenksarthrose oder ähnlichen Zuständen, wobei wir aber auch die Anode als kleine Elektrode über den Schmerzpunkt anlegen und die große Kathode an der gegenüberliegenden Körperoberfläche. Auch hier ist eine niedrige Frequenz der Reize angezeigt.

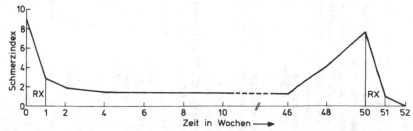

Abb. 7. Längsschnittuntersuchungen des Schmerzindex bei und nach Therapie von Schmerzzuständen mit elektrischen Nervenblockaden. **RX** Behandlungsintervall (5×)

Tabelle 2

Erzeuger* (mit Repräsentanz für Europa)	Gerät** (Name)	Einzelimpuls –					Kanäle; Elektrodengröße ***	Batt./Akku	Gerätepreis ca. DM ohne MWst. ****
		Form	Dauer (msec)	Frequenz (□/sec)	Stärke (mAmp)	Spannung in V			
Agrar Electronics and Metal Products Inc., Ginosar, 14980 Israel (Science Trading HG, Glauburgstraße 66, D-6000 Frankfurt/M.. BRD: Medplan, Stadiongasse 6–8, A-1010 Wien, Österreich)	Neurogar I								nicht in Europa
	Neurogar II (A+B)	bi-ph.ass.	0,25–0,5	4–120	45–70	–45	2 g	+(4×1,2)+	780,—
	Neurogar III (A+B)	bi-ph.ass.	0,25–0,5	4–120	50	–50	2 g	+(4×1,2)+	1.350,—
	Neurogar IV (B)	bi-ph.	0,25–0,37	80	–50	–50	2 g	+(4×2,1)+	1.850,—
	Neurogar TNS (C)								?
American Medical Systems Inc., 4001 Stinson Blv. NE., Minneapolis, MN 55421, USA (Vertretung: BRD: Kontron GmbH., Oskar-von-Millerstraße 1, D-8057 Eching. Österreich: American Medical Devices Inc., Marchettistraße 58/2/20, A-2500 Baden bei Wien)	Nurite I (B)	mono	0,7–4,0	30–120	–55		1 g	+	1.260,—
	Nurite II (B)	mono	0,7–4,0	30–120	–55		2 g	+	1.350,—
AVERY, 145 Rome Street, Farmingdale, NY 11753, U.S.A. (Institut Straumann, CH-4437 Waldenburg, Schweiz, Avery GmbH., Kollanstraße 105, D-2000 Hamburg 61, BRD)	TNS-T10 (A,C)	bi-ph.	1,0–4,0	20–200	0,5–3,0	–100	1/2 g	+	740,— (sFr. 690,—)
BIOMETER, Thorsgade 8 DK-5000 Odense C, Dänemark (W. Fischer, A-6122 Fritzens, Österreich)	ELPHA 500 (C)	mono	0,06–0,2 / 0,2	10–100 / 1–4	–60	–145	1 v	(9V)+	680,—

Erzeuger* (mit Repräsentanz für Europa)	Gerät** (Name)	Form	Einzelimpuls –				Kanäle; Elektrodengröße ***	Batt./Akku	Gerätepreis ca. DM ohne MWst. ****
			Dauer (msec)	Frequenz (□/sec)	Stärke (mAmp)	Spannung in V			
CEFAR, Mantalskroken 8, S-222 47 Lund, Schweden (Dr. Schuhfried, A-1090 Wien, Österreich)	E.T (C)	mono	0,2	1–10	–60	150	1 v	+	
	S III (E. 10 (C)	mono	0,2	10–100	–60	150	1 v	+	740,—
CODMAN and SHURTLEFF Inc., Randolph, MA 02368, USA	EPC (B)	mono	0,5–5,0	15–180	–50		1 v	+	nicht in Europa
	EPC dual (B)	mono	0,5–5,0	15–180	–50		2 v	+	
	EPC mini (B)	mono	0,5–3,0	10–100	–60		1 v	+	
	EPC MINI dual (B)	mono	0,5–2,5	10–90	–60		2 v	+(3×1,5)	1000,—
	STIMETTE 6065	bi-ph. ass.	0,5–2,5	3–150	–45		1 v	+(3×1,5)	990,—
	STIMETTE (A)	mono	0,5–2,5	3–150	–45		1 v	+(3×1,5)	990,—
	STIMPULSE 6066 (A)	mono	0,5–2,5	3–150	–50		1 v	+(3×1,5)+	1.080,—
	STIMPULSE 6067 (A)	mono	0,5–2,5	3–150	–50		2 v	+(3×1,5)+	1.080,—
DOLTRON A. G., Weberngasse 5, CH-8610 Uster, Schweiz	ESA 400	bi-ph.	0,1–12% (I)	4–120	5–55	+/–47	4 g	Netz	6.780,—
	ESA 600	bi-ph.	0,1–12% (I)	4–120	5–55	+/–47	6 g	Netz	7.810,—
	ESA 1000	bi-ph.	0,1–12% (I)	4–120	5–55	+/–47	10 g	Netz	9.520,—
	TNS 200	bi-ph.	0,1–12% (I)	4–120			2 g	Netz	1.950,—
3M, St. Paul, MN 55101, USA (3M Österreich, Brunner Feldstraße 63. A-2380 Perchtoldsdorf, Österreich)	TENZCARE 6260 (B)	mono	0,02–0,3	10–200 bursts 20	–75 –45	–	2 v	+(4×1,5)+	1.900,—
ENRAF NONIUS, Delft, Holland	EM-SET (A)	mono	0,2	100: 2	–50	?	1 v	+	700,—

Tabelle 2 (Fortsetzung)

Erzeuger* (mit Repräsentanz für Europa)	Gerät** (Name)	Form	Einzelimpuls – Dauer (msec)	Frequenz (□/sec)	Stärke (mAmp)	Spannung in V	Kanäle; Elektrodengröße ***	Batt./Akku	Gerätepreis ca. DM ohne MWst. ****
GENERAL MEDICAL INDUSTRIES Inc., 969 Barcelona Drive, Santa Barbara, CA 93106, USA	Neurological Stimulator	mono	?	3; 30		60	1 g	+/+	?
KOVOPODNIK, Senovazna 4, CS-111 98 Prag 1, ČSSR	Analgonic (C)	mono	0,3-3,1	3-150	0-30	-40	1 v	+ (4,5 v)	?
	Analgonic Klinik (B)	mono	?	?	?	?	3 v	Netz	?
MEDTRONIC Inc., 3055 Old Highway Eight, POB. 1453, Minneapolis, MN 55440, USA	Neuromod 3701	bi-ph. ass.	0,5-4,0	12-100	-50		1 v	+ (+opt.) Alkali	780,—
	Neuromod 3702	bi-ph.	1,3-4,0	3,5-100	-112		2 v	Ni-Cd.+	930,—
	Neuromod 7718	bi-ph.	0,8	7; 85	-90		2 v	+	930,—
	Neuromod	bi-ph.ass.	0,8	14 oder	-75		2 g	+4×1,5	930,-
	Selectra 7750 (A)	bi-ph.ass.	0,5-2,5	2-99	-105		2 g	+4×1,5	850,—
	Selectra 2 (A)	bi-ph. ass.	0,5-2,5	2-99	-60		2 v	+4×1,5	700,—

(Vertretung: Europa: Neuro-Dpt. 60 Medtronic SA,120 Avenue Charles de Gaulle, F-92200 Neuilly sur Seine, Paris. BRD: Medtronic GmbH,, Kieler Straße 212, D-2000 Hamburg 54. Österreich: Medtronic GmbH,, Donaustadtstraße 1, Donauzentrum, A-1220 Wien)

Erzeuger*	Gerät** (Name)	Form	Dauer (msec)	Frequenz (□/sec)	Stärke (mAmp)	Spannung in V	Kanäle; Elektrodengröße	Batt./Akku	Gerätepreis ca. DM
Neuromedics Inc., 1027 Dixie Drive, Clute, TX 77531, USA (Science Trading HG, Glauburgstraße 66, D-6000 Frankfurt/M. BRD)	Microceptor I(B)	bi-ph.	1,2-2,0	10-100	80-100	-100	1 v	+/+	1.000,—
	Microceptor II (B)	bi-ph.	1,2-2,0	10-100	-85	-85	2 v	+/+	1.300,—
	Miniceptor I (B)	mono	0,4-1,0	25-100	-100	-100	1 v	+/+	1.180,—
	Miniceptor II(B)	mono	0,4-1,0	25-100	-90	-100	2 v	+/+	1.300,—
	Maxiceptor (B)	bi-ph.	0,5-4,0	10-100	129	120	2 v	+/+	1.500,—
	Microceptor Gemini Edition	bi-ph.ass.	0,2	120; 14	-150		2 g	Netzgerät	?

Erzeuger* (mit Repräsentanz für Europa)	Gerät** (Name)	Form	Einzelimpuls – Dauer (msec)	Frequenz (□/sec)	Stärke (mAmp)	Spannung in V	Kanäle; Elektrodengröße ***	Batt./Akku	Gerätepreis ca. DM ohne MWst. ****
Dr. Schuhfried, Van Swietengasse 10, A-1090 Wien, Österreich	Stimulette (C) Relaxette (C) Dolorette (C)	mono mono mono	0,1 0,1 0,1	35 u. a. 35 u. 3 35, 200	-110 -70 120	-350 -360 700	1-3 v 1 v 1-4 v	Netz +(5 Mono) Netz	1.440,— 500,— 3.800,—
SHARP K. K., Nagaike-cho 22–22, OSAKA-SHI, Abeno-ku, Japan	JOYUP MH-100 (C)	bi-ph. ass	0,15	2–56	3,3	110	1 g	+(4×1,5)	nicht in Europa
Shinsei Syoji Ltg. Tokio, Japan (Ing. Maurer, Fa. Cardiac, Rembrandtstraße 2/6, A-1020 Wien, Österreich)	Tiger Pulse	mono	0,2	1,5–27	5,5	-50	1 g	+(9V)+	310,—
Horst Siggelkow, Laborgerätebau, Eschelsweg 4, D-2000 Hamburg, BRD (Dr. Schuhfried, A-1090 Wien, Österreich)	EVA (B) EVA (B)	bi-ph. mono	0,2 0,1	1–100 1–80	-6,0 4,0	-160 64	1 v 1 v	(+) + +(9V)+	650,— 650,—
Spembley Ltd., Newbury Road, Andover, Hampshire SP10 4DR, England (Science Trading HG, Glauburgstraße 66, D-6000 Frankfurt/M., BRD)	9300(B) 9000(B)	bi-ph.ass. bi-ph.ass.	0,25 0,2	80 15-200; 2	-50 -50	-20 -25	2 g 1 g	+/+ +/+	1.200,— ?

103

Erzeuger* (mit Repräsentanz für Europa)	Gerät** (Name)	Form	Einzelimpuls – Dauer (msec)	Frequenz (□/sec)	Stärke (mAmp)	Spannung in V	Kanäle; Elektrodengröße ***	Batt./Akku	Gerätepreis ca. DM ohne MWst. ****
Top Surgical MFG. Co. Ltd., 4-6 Senju Tatuta – Cho, Adachi – Ku, Tokio 120, Japan	POLE NEUTRACER Stellung: high	mono	0,1	1,5–50		60	1 v (Nadeln)	+	(ohne Zubehör)
	low		1,4	1,5–40		15			680,—
Vana GmbH, Wolfgang Schmälzlgasse 6, A-1020 Wien, Österreich	VANA I	mono	0,05–0,3	1–200	5–40	60	1 v	+(9V)+	640,—
	VANA II	mono	0,05–0,3	1–200	5–40	70	2 v	+(9V)+	920,—
	VANA IV	mono/bi-phas.	0,1 –0,8	6–400	5–40	6–50	1–4 v	Netz	5.860,—

(Vertretung: Europa: LABAZ, Equipe Medical, B. V., Postbus 97, 3140 Maasluis, Holland.
BRD: Medizintechnik Dr. Lotz, Säbenerstraße 70, D-8000 München 90.
Österreich: Chemomedica, Wipplingerstraße 19, A-1013 Wien)

Es wäre zu postulieren, daß der Vertrieb solcher oder ähnlicher Geräte nur auf ärztliche Verschreibung beschränkt wird. Entsprechende Schritte der Behörden sind sowohl zur Wahrung der Sicherheit der Patienten erforderlich, als auch, um diese vor unnützen Ausgaben zu schützen, wie sie bei Ankauf dieser Geräte z. B. in Supermärkten, im Versandhandel oder von Handelsvertretern entstehen können.

* Alphabetisch geordnet nach Firmennamen; Angaben basieren auf Firmendaten; nur teilweise überprüft.
** Meßwerte bei Belastung von (A) 500, (B) 1000, (C) 3000 Ohm. Spannung bei bi-ph. Stromform Spitze zu Spitze.
*** g = gleich große Elektroden und v = verschiedene Elektrodengrößen kommerziell angeboten.
**** Ohne Gewähr.

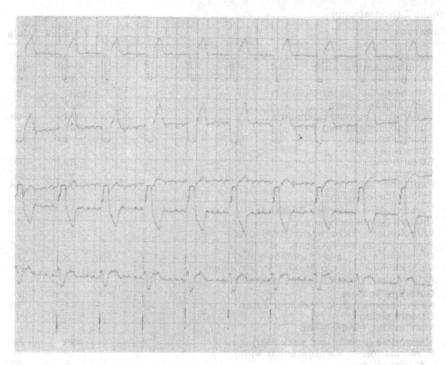

Abb. 8. EKG-Kontrolle während Reizstrombehandlung bei einem Träger eines Demand-Schrittmachers

Tabelle 3
Erfolgsquoten bei verschiedenen Diagnosen
Patientenstand: 5405

Diagnose	Fallzahl	Erfolg %
A. Neuralgien insgesamt	2623	69
Post-herpetische Neuralgie	154	64
Trigeminus-Neuralgie	174	74
Cervikale Neuralgie	1639	70
Intercostalneuralgie	89	69
Lumbalgie	123	67
Sacralgie	29	55
Ischialgie	51	65
Phantomschmerz	46	66
Ulnaris-Neuralgien	8	87
andere Neuralgien	310	70
B. Durchblutungsstörungen/Sympathicusreizzustand	508	68
Hirndurchblutungsstörungen	191	70
Armdurchblutungsstörungen	80	75
Beindurchblutungsstörungen	122	67
Hyperhidrosis (Oberkörper)	74	51
Sudek/schnellende Finger	10	73
Menière Syndrom und Erkrankung	4	99

Tabelle 3 (Fortsetzung)

Diagnose	Fallzahl	Erfolg %
Herzschmerz	3	82
Lymphoedem der Arme	6	100
Pankreatitis	18	68
C. Arthrosen/Gelenksaffektionen	**1532**	**68**
Sakroiliakalschmerz	627	73
Periarthritis humero-scapularis	372	69
Epicondylitis rad./uln.	292	59
Spondylarthrose	2	35
Omarthrose	7	71
Coxarthrose	63	58
Gonarthrose	40	62
Peritendinose	53	68
Talo-calcanealschmerz	5	66
D. Verschiedene gutartige Zustände	**247**	**72**
Unklare Gelenksschmerzen	14	69
Wirbelbrüche, nicht rezent (BWS, LWS)	195	73
Polyneuropathien, toxische	2	90
Ureterspasmen (davon 1 postoperativ)	3	78
Verschiedene neurologische Erkrankungen	27	66
Akutschmerz (postop., Katheterschmerz)	6	40
E. Gutartige Tumore	**6**	**74**
Neurofibromatosis v. Recklinghausen	1	50
Osteoid-Osteom	3	93
Meningeom, rezidivierend	2	60
F. Malignome (primär und sekundär)	**489**	**59**
Primärlaesionen: Harnblasencarcinom	12	45
Magencarcinom	8	96
Hodencarcinom	6	23
Pleuraendotheliom	5	68
Ependymoblastom rezidivierend, inop.	2	50
Leyomyom	1	0
Ovarialcarcinom	2	0
unklassifizierbares Carcinom	8	50
Sek. L. Okkulte Primärneoplasmen	3	50
unklassifizierte Malignome mit Metastasen	50	63
nach -Mammae	172	68
nach -bronchi	107	56
nach -recti und -sigmae	71	46
nach -prostatae	16	62
nach -uteri	6	75
nach -thyreoideae	1	50
nach Hypernephrom	7	17
nach Plattenepithelcarcinom (inkl. Melanoblastom)	9	62
Ewing Sarkom	3	67
Alle Schmerzzustände, benign oder malign verursacht, insges.	**5405**	**69**

(Bewertung der Wirksamkeit 1 Jahr nach Ende der ersten Behandlungsserie oder — bei Malignomen öfters — vor dem Exitus)

Während also verschiedene Autoren besonders im amerikanischen Sprachraum eine Wirksamkeit dieser Therapie bei Carcinomträgern bestreiten, geht aus Tabelle 3 eine Wirksamkeit auch bei dem besonders hartnäckigen Krebsschmerz eindeutig hervor. Die Aufgliederung der Wirkung bei 25 urologischen Patienten mit metastasierenden Carcinomen ist aus Abb. 9 ersichtlich.

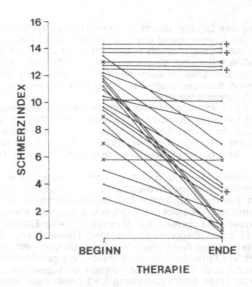

Abb. 9. Veränderung der Schmerzindizes bei metastasierenden urologischen Carcinomen. x = Nierencarcinom, o = Blasencarcinom und ● = Prostatacarcinom + = verstorbenen. Aus Marberger und Jenkner (25).

PRINZIPIEN DER ANWENDUNG

Die Wahl des optimalen Reizstromcharakteristikums entsprechend den ebengenannten Richtlinien bestimmt die Auswahl des zur Behandlung nützlichen Gerätes. Dabei sind für Behandlung an Instituten netzversorgte Geräte und für Heimbehandlung batterie- oder akkumulatorversorgte Geräte vorzuziehen. Nach dieser Wahl stellt die Stelle, an welche die Anode anzulegen ist, die wichtigste Maßnahme dar, die eine erfolgreiche Behandlung bestimmen kann. Nur bei richtiger Lage der Anode ist ein Erfolg zu erwarten. Daher sollte dafür die nötige Sorgfalt verwendet werden. Wir ziehen es vor, die genaue Lage der Anode an der Haut des Patienten zu markieren, damit das die Behandlung durchführende Personal keine Zweifel in der richtigen Anbringung der Elektroden hat. Beispiele dazu sind an den Abbildungen im speziellen Teil zu erkennen. Es sind die verschiedensten Elektroden im Handel (Abb. 10). Wir ziehen folgende Elektrodenkombinationen vor: (1) für die Trigeminusneuralgie eine ganz kleine Anode, von etwa 0,25–0,5 cm² Fläche und als Kathode eine solche von 2–5 cm² Fläche (2). Zur elektrischen Stellatumblockade eine Anode wie zur Trigeminusneuralgie, kombiniert mit einer Kathode von 50–80 cm² Fläche (3). Für alle anderen elektrischen Nervenblockaden und auch bei den Anwendungen des Reizstromes mit höherer Gleichstromkomponente als Anode eine Elektrode mit 2–5 cm² kombiniert mit einer Kathode von 80–100 cm² Flächeninhalt. Diese Kombination hat sich uns am besten bewährt. Die Kathode liegt immer an der der Anode gegenüberliegenden Körperoberfläche und braucht daher nicht gesondert bezeichnet zu werden, außer bei der Anwendung zur Behandlung der Trigeminusneuralgie und Occipitalneuralgie, wo ein anderes Vorgehen nötig ist.
Die Behandlung wird im allgemeinen in einem Institut oder der Ordination eines Arztes durchgeführt. Falls es geographische oder andere Umstände erforderlich machen, kann diese Behandlung auch als Heimbehandlung durch den Patienten selbst oder dessen Angehörige durchgeführt werden. Sollte Dauerbehandlung erforderlich sein,

wird die Anschaffung des Gerätes durch Sozialversicherungsinstitute subventioniert. In all den Fällen sollte die Überzeugung des die Therapie anordnenden Arztes feststehen, daß ein genügender Intelligenzgrad mit entsprechender Gewissenhaftigkeit gepaart ist. Es gibt sonst nur Mißerfolge und die an sich recht erfolgreiche Methode kommt zusätzlich noch in Mißkredit. Dies ist auch der Fall, wenn Geräte ohne ärztliche Anweisung gekauft und ohne entsprechende Anleitung und Anweisung benutzt werden. Davor kann nicht genug gewarnt werden.

Die Anodenlage wird in den meisten Fällen mit jenen Stellen koinzidieren, die als Einstichstelle der Nadel bei einer Injektion eines Lokalanaesthetikums zur pharmakologischen Nervenblockade im ersten Teil beschrieben sind; siehe daher auch dort. Über die von uns beobachtete Häufigkeit der verschiedenen Elektrodenlagen und die Unterschiede in der Häufigkeit pharmakologischer und elektrischer Nervenblockaden informiert Tab. 4.

Zur Art der verwendeten Elektroden ist folgendes zu sagen: Werden Metallelektroden benutzt, sind in bekannter Weise befeuchtete Schaumstoffleckchen oder -säckchen zwischen diese und die Haut zu legen. Bei Silikonelektroden ist es vorteilhaft, eine Kontaktcrème zu benutzen (EKG-sol etc.). Die neuerdings im Handel unter den Namen „Lec-Tec" (Bezugsquelle für Europa Fa. Biometer; siehe Tabelle 2, S. 100), „Dermapad" (Fa. Medtronic) oder „Cepterpad" (Fa. Med General) erhältlichen selbstklebenden, mit 2 Deckblättern versehenen und etwa 2 mm dicken, verschieden großen Scheiben stellen einen großen Fortschritt in der Befestigung der Elektroden dar. Sie werden an die Silikonelektrode bzw. an die Haut geklebt und gestatten eine etwa 20malige Verwendung. Dadurch fallen Elektrodenpaste und Leukoplast weg (Beispiel: Abb. 17). Nach genauer Plazierung der Elektroden wird der Reizstrom eingeschaltet und von Null langsam hochreguliert, bis der Patient ein deutliches, aber nicht unangenehmes Stromgefühl verspürt. Die Dauer einer therapeutischen Sitzung sollte unserer Erfahrung nach etwa 20 Minuten betragen. Diese Durchströmungen sollen täglich solange fortgesetzt werden, bis zumindest eine deutliche Linderung beobachtet wird. Sodann können sie auf einmal jeden zweiten Tag reduziert werden und die Behandlung beendet werden, wenn die Besserung 60–75% beträgt. In den darauffolgenden 2 Wochen kommt es als Nachwirkung zu einer weiteren Minderung der Beschwerden (welcher auch immer) und die Beschwerdefreiheit hält meist über längere Zeiträume an. Die Beurteilung des Schweregrades muß nicht nur subjektiv erfolgen, eine Objektivierung der Schmerzen ist durch den sogenannten Schmerzindex (15) möglich, bei Gefäßstörungen ohne Schmerzen benutzen wir die Hauttemperatur als Index der Störung und bei Hyperhidrosis kann man den Schweißtest anwenden, will man die Objektivierung suchen. Bei hartnäckigen Schmerzzuständen kann anfangs auch zweimal täglich behandelt werden oder später eine Wiederholung einmal wöchentlich über längere Zeiträume erforderlich sein. Eine kontinuierliche Behandlung über Stunden ist jedoch bei Einhaltung der beschriebenen Kriterien nicht erforderlich, ja sogar unerwünscht. Den Zeitpunkt der Behandlung empfehlen wir so zu wählen, daß er zeitlich vor das zu erwartende oder durch Erfahrung bekannte Maximum der Beschwerden zu liegen kommt. Meist ist dies abends, mitunter aber auch morgens. Wird während der Behandlung die Intensität der Sensation des Stromes geringer, ist ein Hochregulieren bis zu wieder sehr deutlicher Empfindung durch den Behandelten (auch selbst) wünschenswert. Ein Erwerb eines Gerätes empfiehlt sich nur, wenn eine Dauerbehandlung erforderlich ist. Dies kann z. B. bei Stumpfschmerzen, Carcinomschmerz oder Trigeminusneuralgie eintreten, ist aber nicht in allen solchen Fällen nötig. Hiermit werden die allgemeinen Bemerkungen zur elektrischen Nervenblockade abgeschlossen. Berücksichtigt man die hier festgesetzten Prinzipien, ist eine Schmerzlinderung um 30% oder mehr in 78% der Patienten zu erreichen (Tab. 5). Diese Erfolgsquote wurde ohne Anwendung von Medikamenten erreicht. Die Möglichkeit, die Wirkung der elektrischen Reizung von Nerven durch Medikamente zu potentieren (Disulfiram, Levodopa etc.) ist sowohl bei direkter, als auch indirekter Reizung gegeben. Vorerst noch im Erprobungsstadium ist diese Verschreibung noch nicht zur allgemeinen Anwendung zu empfehlen. Sie wird nur der Vollständigkeit halber hier erwähnt.

Tabelle 4
Perzentueller Anteil einiger häufig ausgeführter Blockaden von 66.000 pharmakologischen und 35.000 elektrischen Blockaden

Art der Blockade	Anteil in % pharmakologisch	Anteil in % elektrisch
Ggl. stellatum	8	14
lumbaler Grenzstrang	8	4
Nn. occipitales	3	6
Pl. cervic. profundus und brachialis	14	48
Nn. intercostales	3	–
Nn. segmentales thoracales	34	7
Nn. segmentales lumbales	14	5
Nn. sacrales	7	1
epidurale Segmentblockade	4	0
N. obturatorius	3	2
N. trigeminus	0	6
andere Nerven am Schädel	–	1
diverse andere Nerven	2	6
Summe	100	100

(– bedeutet unter 0,5%; 0 = nicht durchgeführt)

Tabelle 5
Versuch der Aufgliederung der Erfolgsquoten (errechnet aus den Unterschieden der Schmerzindizes vor und nach der Therapie, ausgedrückt in % des Ausgangswertes) in Stufen von je 10%. Danach wurde eine Linderung der Schmerzen um mehr als 30% in 78% unserer Patienten gesehen. Patientenzahl: unter Ausschluß jener Patienten, bei denen eine Angabe des Schmerzindex nicht möglich war, da z. B. kalte Hände oder Arme oder Beine vorlagen und der Erfolg anders beurteilt wurde: daher Gesamtfallzahl 4253

Erfolgsquote (in %)	Fallzahl	%	%
0	672	16	
1–10	17	0	
11–20	72	2	22
21–30	159	4	
31–40	172	4	
41–50	378	9	
51–60	277	7	
61–70	269	6	78
71–80	344	8	
81–90	454	10	
91–100	1439	34	
Summe	4253	100	

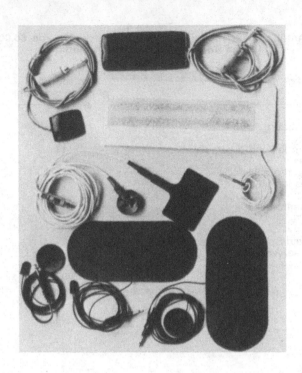

Abb. 10. Verschiedene Arten und Größen von Elektroden. Es sind (von oben nach unten und jeweils in Reihen von links nach rechts) dargestellt: größere (kathodale) und kleinere Elektrode (anodal) mit Bananenstecker, als universelle Elektroden; flache Streifenelektrode, selbstklebend, mit kleinem Einzelstecker, als Elektrode zur postoperativen Schmerzbekämpfung; Spezialstecker mit Elektrodenpaar (kleinere runde und größere rechteckige Elektrode); unterste Reihe zeigt 3 Elektrodenpaare zu verschiedener Verwendung (links: Trigeminuselektrode, Mitte: Stellatumelektrode; rechts: Standardelektrodenpaar). Abgesehen von der selbstklebenden Elektrode sind ausschließlich solche aus elektrisch leitendem Silikongummi abgebildet

Elektrische Nervenblockaden

Spezieller Teil

VORBEMERKUNG

Die Indikationen für elektrische Nervenblockaden unterscheiden sich in den meisten Fällen gar nicht von jenen der pharmakologischen Nervenblockaden, wie sie unter den entsprechenden Blockaden im ersten Teil zu finden und daher dort nachzulesen sind. Sie werden hier nur soweit wiederholt, als sie sich von den dort angegebenen unterscheiden. Unserer Erfahrung nach sind elektrische Blockaden ausschließlich zu therapeutischen Zwecken, nicht aber als diagnostische oder chirurgische Blockade geeignet. Jede elektrische Blockade ist durch photographische Dokumentation der Elektrodenlage oder Anzeichnung zur Elektrodenlage illustriert, soweit dies erforderlich erscheint.

BLOCKADE DES GANGLION STELLATUM

Für diese Blockade ist eine besonders kleine Elektrode als Anode erforderlich, entweder als von Hand aus zu haltende oder als mit Leukoplast anzuklebende Elektrode; als

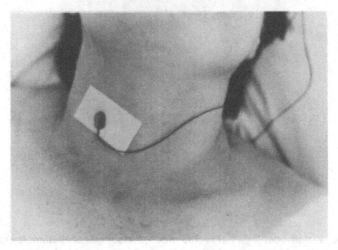

Abb. 11. Anodenlage bei rechtsseitiger Stellatumblockade

Kathode dient die für alle Blockaden verwendbare große Elektrode. Die Anode wird genau an jener Stelle unter leichtem Druck gehalten bzw. befestigt, an der die Nadel bei pharmakologischer Blockade nach der via anterior die Haut durchsticht. Die Kathode liegt median über den Dornfortsätzen der untersten Hals- und obersten Brustwirbelkörper (Abb. 11 und 12).
Bei der elektrischen Stellatumblockade kommt es fast immer — vielleicht nicht immer schon bei der ersten oder zweiten, ab der dritten Blockade aber immer — zum Auftreten eines HORNERschen Syndroms, gelegentlich auch zu einer Recurrensparese. Sonstige als Nebenwirkungen klassifizierbare Erscheinungen wurden von uns nie beobachtet. Insbesondere ist — eigentlich für uns unerklärlich — nie ein Blutdruckabfall bemerkt worden, obwohl alle übrigen Wirkungen der Blockade jenen der pharmakologischen Blockade entsprechen.
Die **Objektivierung der Wirkung** dieser Blockade ist an der Haemodynamik des Gehirnes oder Armes mittels Rheoencephalographie bzw. Längsrheographie der Arme mög-

lich. Sie ist in allen jenen Fällen wünschenswert, bei denen a priori nicht feststeht, ob die öftere Anwendung dieser Reizstromtherapie sinnvoll erscheint und man sich von der Wirksamkeit vorerst überzeugen will, bevor man eine z. B. 14tägige Behandlung anordnet. Man geht dabei so vor, daß bei Fällen von multiplen, nicht mehr operablen Gefäßverschlüssen, thalamischen Schmerzen, oder fraglichem Morbus Raynaud vor, während und eine Zeit hindurch nach der elektrischen Stellatumblockade fortlaufend rheographische Kontrollen durchgeführt werden. Kommt es unter oder nach der Reizstromanwendung in der beschriebenen Art zu Veränderungen, wie sie in Abb. 1 gezeigt sind, so ist eine Behandlungsserie sinnvoll. Es sollte dann täglich eine Behandlung er-

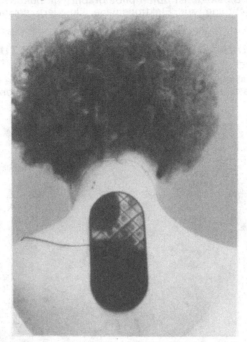

Abb. 12. Kathodenlage bei rechts- oder linksseitiger Stellatumblockade

folgen und nach 2 Wochen der Effekt durch eine neuerliche Kontrollrheographie objektiviert werden: daraus lassen sich die Prognose und eine zu erwartende Wirkungsdauer beurteilen. Rheographische Kontrollen in gewissen Zeiträumen scheinen uns in solchen Fällen wünschenswert. Versuchsweise auch bei Tinnitus (tgl. durch 2 Wochen, jeweils vor einer gefäßwirksamen Infusion).
Eine **besondere Indikation** zur elektrischen Stellatumblockade ist in jenen desparaten Fällen gegeben, bei welchen sich z. B. Ablatio mammae Armschwellungen finden. Hier ist eine pharmakologische Blockade kontraindiziert, da durch den Nadelstich eine Verschleppung von Malignomzellen provoziert werden könnte. Diese Gefahr besteht bei elektrischer Reizung nicht. Hier empfiehlt sich, nach täglichen Sitzungen von je 20 Minuten durch jeweils eine Stunde hindurch den betroffenen Arm hochzulagern. Unsere Erfolge in diesen Fällen sind recht eindrucksvoll, wenngleich nur dann, wenn eine frühzeitige Behandlung erfolgt, anders ausgedrückt, wenn die Schwellung nicht länger als ein halbes Jahr besteht. Wir kontrollieren den Grad der Schwellung in monatlichen Abständen durch Umfangsmessung.
Ausgesprochen gute Erfolge lassen sich auch bei dem so therapierefraktären Erythema pudendum erzielen.

LUMBALE GRENZSTRANGBLOCKADE

Die Angabe der Indikationen findet sich auf Seite 43. Es werden die für alle Nerven-blockaden verwendbaren Elektrodenkombinationen benutzt. Bei Gefäßstörungen (auch post-ischialgischen), besonders aber bei nicht mehr operablen multiplen Gefäßver-

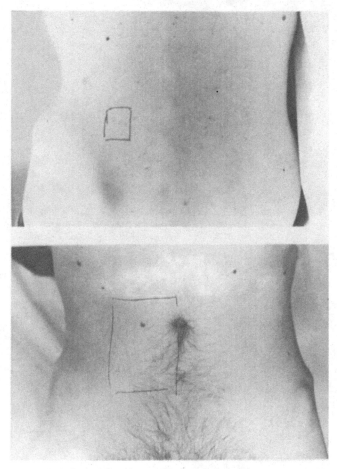

Abb. 13. Anzeichnung (L-3 links)

schlüssen empfehlen wir ein Vorgehen, welches durch Längsrheographie beider Beine eine Objektivierung der Wirkung dieser Blockade gestattet, wie es bei der Stellatum-blockade an Arm oder Gehirn beschrieben wurde. Bei einer objektivierbaren Wirkung, etwa so, wie es Abb. 2 zeigt, ist die tägliche Durchführung dieser Blockade sicher er-folgversprechend; auch dann, wenn heftigste Schmerzzustände oder sogar Gehunfä-higkeit infolge von Schmerzen besteht. Bei fehlender Objektivierbarkeit durch Rheo-graphie ist, auch wenn eine gewisse Steigerung der Hauttemperatur zu beobachten ist, diese Therapie nicht als sinnvoll anzusehen. Auch für diese Blockade gilt das bei der Stellatumblockade Gesagte: trotz guter Objektivierung der Wirkung wurde eine Blutdrucksenkung nie beobachtet, obwohl darauf besonders geachtet wurde.

Bei der **Elektrodenlage** achte man auf eine kleine Besonderheit: Die Anode sollte,

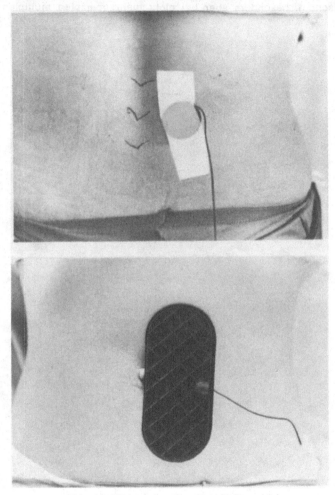

Abb. 14. Elektroden angelegt (L-3 rechts)

wie auch die Einstichstelle der Nadel bei pharmakologischer Blockade, 7–9 cm, also eher weit von der Mittellinie entfernt liegen und die Kathode an der der Anodenlage gegenüberliegenden Körperseite (aus anatomischen Gründen) in der in der Abb. 14 gezeigten Weise, daß eine Seite der Elektrode in der Mittellinie zu liegen kommt und die gesamte Kathode sich auf der zur Anode kontralateralen Seite befindet. Die Abb. 13 und 14 zeigen die Anzeichnung der Elektrodenlage, wie auch die Lage selbst. Zusätzliche Indikation: chronische Obstipation (Anodenlage links).

BLOCKADE DES PLEXUS CERVICALIS PROFUNDUS UND DES PLEXUS BRACHIALIS

Da diese beiden Plexus recht knapp unter der Haut liegen, ist eine elektrische Blockade von der Haut aus besonders wirksam. Eine möglichst genaue Angabe des Patienten über die Schmerzverteilung genügt praktisch immer, um festzustellen, welcher Nerv für die Beschwerden verantwortlich und daher zu behandeln ist. **Elektrodenlage:**

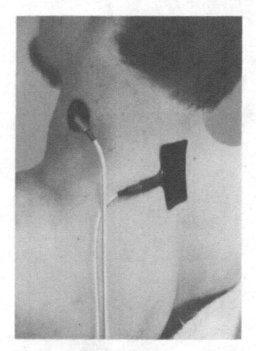

Abb. 15. C-4 links

Für die Nerven C-3 bis C-6 wird die Anode an der ventrolateralen Halsseite, knapp lateral des Außenrandes des M. sternocleidomastoideus angelegt; für C-7 und Th-1 besser dorsal und zwar lateral des Dornfortsatzes des nächst höheren Wirbels (siehe Abb. 15 und 16). Die Kathode wird für C-3 bis C-6 über die Dornfortsätze von C-6 bis Th-3 median angelegt, für die beiden unteren Segmente über die mediale Hälfte der Clavicula der entsprechenden Seite. Die Behandlung kann daher gut im Sitzen durchgeführt werden und erlaubt während der Behandlungsdauer jede in dieser Stellung gewünschte Beschäftigung (Lesen etc.). Die wichtigsten **Indikationen** sind Schmerzzustände bei Einengung eines Intervertebralforamens (z. B. im Rahmen eines Cervicalsyndroms) oder Kompression eines Nerven, sowie invasives Wachstum von Malignommetastasen auf einen oder mehrere Halsnerven. Wir beobachteten dies bei -mammae, -bronchi-, -recti und Pancoasttumor. Ist gleichzeitig eine Armschwellung vorhanden, ist diese Behandlung mit einer Stellatumblockade zu kombinieren (s. dort). Falls das i. v. Foramen C5/6 eingeengt ist und Schwindel besteht, ist eine Behandlung beider sechster Halsnerven in der Therapie des Schwindels sehr erfolgreich.

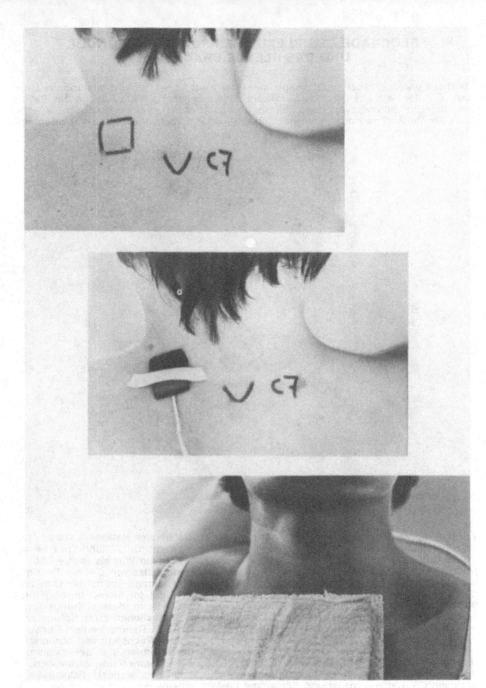

Abb. 16. Plexus brachialis, C-7 links; Anzeichnung sowie Anlage der Anode; Kathode

BLOCKADE DES N. SUPRASCAPULARIS

Wie mit der Nadel auch, wird dieser Block zur Bekämpfung von Schulterarmschmerzen eingesetzt, will man nicht das Gelenk oder die erkrankten Bursen lokal behandeln. Dabei wird die Anode mit dem Zentrum genau über jene Stelle gelegt, die als Hauteinstichstelle bei der Nadelblockade auf den Seiten 31/32 gezeigt ist. Die Kathode legt man genau gegenüber dieser Stelle an die vordere Brustwand an. Zum Fixieren der Elektroden kann auch ein Gummiband genommen werden, will man kein Leukoplast benutzen.

BLOCKADE DER THORAKALEN SPINALNERVEN BZW. DER INTERKOSTALNERVEN

Diese Blockaden haben sich insbesondere bei Neuralgien nach Herpes zoster bewährt, sowie bei postoperativen Schmerzen nach Thoracotomien (hier mit Selbstklebeelektroden, wie eine in Abb. 10 gezeigt ist), aber auch längere Zeit nach solchen Operationen. Auch zur Kupierung von Schmerzen bei Rippenmetastasen ist diese Behandlung geeignet. Die Lage der Anode und Kathode entspricht den allgemeinen Richtlinien. Zur Fixierung der Elektroden im Sitzen kann eine Gummibinde verwendet werden, im Liegen legt sich der Patient auf die Anode und die Kathode wird mittels eines kleinen Sandsackes (wegen des besseren Kontaktes) beschwert.

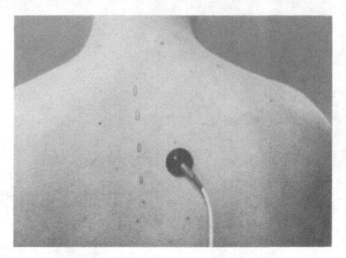

Abb. 17. Anode bei thorakal 3 rechts

BLOCKADE DER LUMBALEN SPINALNERVEN

Für diese Blockade erübrigt sich eine visuelle Darstellung, sie wird analog der thorakalen Segmentblockade durchgeführt. Allerdings wird sie wesentlich häufiger angewandt, als die thorakale Blockade, da sie ausgezeichnete Hilfe bei monoradiculären Beschwerden (auch nach Bandscheibenoperationen) gewährt. Man sollte solche Beschwerden allerdings gut gegen postischialgische Durchblutungsstörungen abgrenzen, wenn nötig durch Hauttemperaturmessungen und Längsrheographie der Beine, da in diesen letzteren Fällen eine lumbale Grenzstrangblockade angezeigt ist.

Bemerkung: Jahre nach einer Kompressionsfraktur eines unteren Brustwirbels oder eines Lendenwirbels bestehen oft Schmerzen, die lokalisiert sind und sich besonders bei Druck oder Klopfen auf den entsprechenden Dornfortsatz verstärken. Hierfür empfehlen wir die Anode genau über den betroffenen Wirbelkörper dorsal anzulegen und die Kathode in gewohnter Weise an die gegenüberliegende Körperoberfläche zu plazieren. Warum bei einer solchen Elektrodenlage unter Benutzung des Stromes, der ansonsten für Nervenblockaden benutzt wird, gute Erfolge gesehen werden, ist vorerst unbekannt.

BLOCKADE DER NN. SACRALES

Die Hauptindikation ist wohl der S-1 Schmerz nach Bandscheibenoperationen. Monoradiculäre Schmerzen bei Rectum-ca stellen eine wichtige Indikation dar. Die Anode wird über das entsprechende Sacralforamen gelegt, der Patient kann sich entweder darauflegen (dann darf er sich allerdings nicht bewegen) oder die Elektrode wird durch Pflaster fixiert. Die Behandlung wird meist in Rückenlage durchgeführt und erfordert ein hohes Polster oder einen Keil unter die Knie zu legen. Die Darstellung als Photo in Abb. 18 und 19.

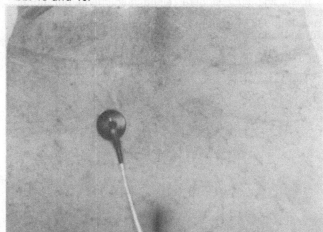

Abb. 18.
Anode Sacral-1 links

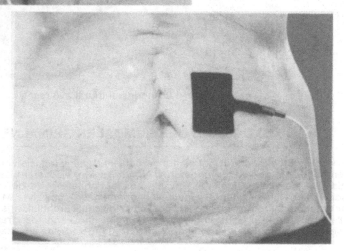

Abb. 19. Kathodenlage
bei linksseitiger
Sacralnervenblockade

120

BLOCKADE DES N. OBTURATORIUS

Wie die entsprechende Nadelblockade ist diese Blockade bei Trägern einer Hüftgelenksprothese unwirksam und sollte bei metallischen Prothesen überhaupt unterlassen werden. Für alle übrigen Patienten mit Hüftgelenksschmerzen ist diese Blockade überaus wirksam, da die Anode sehr nahe an den Nerven gelegt werden kann: Einstichstelle der Nadelblockade ist Mitte der Anode. Die Kathode wird gluteal angelegt. Eine photographische Darstellung scheint nicht erforderlich.

BLOCKADE DES N. ISCHIADICUS, FEMORALIS UND N. CUTANEUS FEMORIS LATERALIS

Diese Blockaden entsprechen in den Indikationen genau den Nadelblockaden. Sie haben sich zusätzlich bei toxischen Neuropathien (chemische Lösungsmittel) sowie auch alkoholischer und diabetischer Neuropathie bewährt. Die Elektrodenlagen entsprechen den allgemeinen Grundsätzen. Eine photographische Darstellung erübrigt sich.

BLOCKADE DES N. OCCIPITALIS MAJOR

Über die oberflächliche oder tiefe Nervenaustrittstelle werden beidseits Elektroden gelegt, die die Größe der allgemein üblichen Anode haben. Dabei kommt die Anode über die schmerzende Seite. Bei bilateralem Schmerz wird abwechselnd rechts und links anodal gereizt, bei täglicher Behandlung. Hier sind Metallelektroden mit feuchten Schaumstoff- oder Frottee-Unterlagen günstiger, da sonst die Kontaktcrème aus dem Haar gereinigt werden muß. Fixation der Elektroden erfolgt am besten mittels eines Gummibandes (siehe Abb. 20).

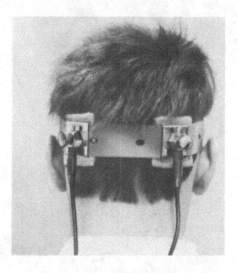

Abb. 20. Elektrodenlage bei Occipitalneuralgie

BLOCKADE DES N. TRIGEMINUS (N. MAXILLARIS UND N. MANDIBULARIS)

Hier sind Spezialelektroden erforderlich, wobei eine besonders kleine (wie sie auch als Anode bei der Stellatumblockade benutzt wird) Anode mit einer Kathode gemeinsam verwendet wird, die die Größe der sonst als Anode üblichen Elektrode hat. Die Anode wird genau dort plaziert, wo die Nadel zur Einbringung von Lokalanaesthetikum in die Fossa pterygopalatina die Haut penetriert. Die Kathode wird sodann über die Nervenaustrittstelle plaziert, also bei Blockade des N. maxillaris über jene des N. maxillaris und bei Blockade des N. mandibularis über jene des N. mentalis. Sollte der N. supraorbitalis blockiert werden, wird sie über die Austrittstelle des N. supraorbitalis gelegt. Dies ist bei Schmerzen nach Herpes zoster ophthalmicus genau so erfolgreich, wie die tägliche Blockade der erstgenannten Nerven bei Trigeminusneuralgie im entsprechenden Ast. Eine längere Behandlung kann erforderlich werden, meist genügen jedoch 2 Wochen, um eine durchschnittliche Dauer der Schmerzfreiheit von etwa 6 Monaten zu erreichen. Dabei ist es auch möglich, die Medikation auf ein absolutes Minimum (1 oder 2× ½ Tegretol) zu reduzieren oder völlig wegzulassen. Es muß allerdings die Diagnose eindeutig sichergestellt sein, sonst wird keine Wirkung beobachtet.

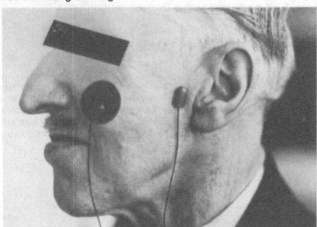

Abb. 21.
Trigeminus, 2. Ast links

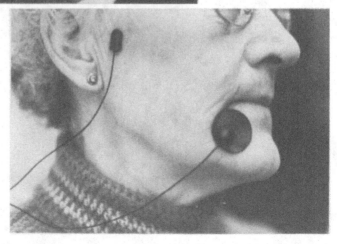

Abb. 22.
Trigeminus, 3. Ast rechts

BLOCKADE BEI STUMPF- ODER PHANTOMSCHMERZ

Die Behandlung der Schmerzen in Amputationsstümpfen stellt sicher ein Problem dar. Ausgehend von der Überlegung, daß diese Schmerzen nur in amputierten Gliedern auftreten, müßte die Ursache an den Abtrennungsstellen der Nervenstränge sein, wenngleich auch nicht greifbar. Daher versuchten wir, nach den Prinzipien der Nervenblockade durch Reizstromanwendung jenen Nerven, an denen vermehrte Schmerzhaftigkeit besteht, zu behandeln. Am Oberschenkelstumpf kann dies der N. ischiadicus oder femoralis sein. Ersterer ist öfters betroffen. Über den Nervenstumpf, wie in Abb. 23 gezeigt, wird die Anode angelegt, an der gegenüberliegenden Seite des Stumpfes die große Kathode und so täglich 20 Minuten behandelt. Nach 2–4 Wochen konnten wir deutliche Milderung der Beschwerden und – falls anfallsartig auftretend, beträchtliche Frequenzabnahme der Anfälle beobachten. Falls längere Behandlung erforderlich werden sollte, geben wir den entsprechenden Apparat auch zur Heimbehandlung, wenn der Patient die Anwendung erlernt hat.

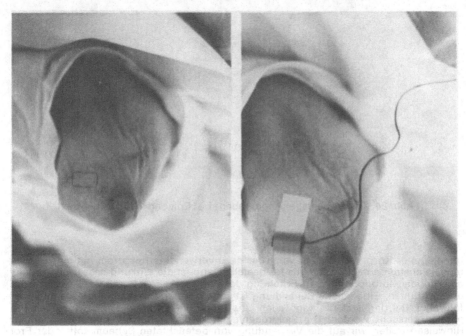

Abb. 23. Anode angezeichnet und angelegt

ELEKTRISCHE SCHMERZBEHANDLUNG
NICHT ÜBER NERVENBLOCKADEN

Es gibt eine Reihe von Zuständen, bei welchen es nicht sofort klar ist, über welche Nerven eine Behandlung erfolgen sollte, oder die über einen Nerven nicht behandelt werden können. Dann bewährt sich die Impulsgalvanisation, jedoch nach den Richtlinien, welche eingangs angeführt wurden: kleine Anode auf den Punkt größten Schmerzes (z. B. bei Epicondylitis radialis, siehe Abb. 24) und Kathode an die gegen-

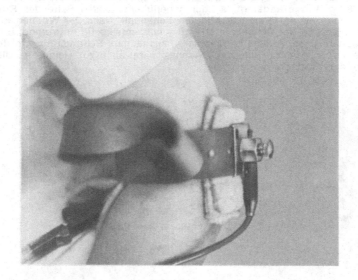

Abb. 24. Elektrodenlage (Anode oben) bei Epicondylitis radialis dext.

überliegende Körperoberfläche. Aber der dazu verwendete Reizstrom hat einen größeren Gleichstromanteil, wie bereits festgestellt. Dann ist die Wirkung besser und erlaubt, eine anodale Iontophorese zur Erhöhung der Wirksamkeit (z. B. mit Carbostesin 0,5%) durchzuführen. Eine solche Behandlung ist auch bei Periarthritis humeroscapularis erfolgreich. Bei der letzteren kann auch eine Iontophorese eines corticoidhaltigen Präparates versucht werden. Die Elektrodenlagen sind aus Abb. 25 und 26 ersichtlich. Hinweisen wollen wir auf die Verwendung von befeuchteten Schaumstoff- oder Frotteefleckchen zwischen Elektrode und Haut, wobei entweder Silikon oder Metall als Elektrodenmaterial benutzt werden kann, aber keine Elektrodencrème. Diese Stromart kann auch bei manchen Arthrosen (z. B. Gonarthrose, u. ä.) angewandt werden. Bei Benutzung dieses Reizstromes und der von uns angegebenen Elektrodengröße und -lage ist auch in diesen Fällen weit über die Zeit der Stromdurchflutung hinausgehende Herabsetzung der Schmerzempfindung erreichbar, während bei Verwendung gleichgroßer Elektroden und keines Gleichstromreizes die Wirkung mit Ende der Durchflutung aufhört. Auch hier halten wir es für wichtig, daß die Elektrodenlage, insbesondere jene der Anode, vom Arzt klar angezeichnet wird, um optimale Resultate zu erzielen. Nur unter fachlich kompetenter Anleitung kommt der beste Wirkungsgrad, wie bei jeder anderen Therapie, zustande, und diesen wollen wir für unsere Patienten erreichen.

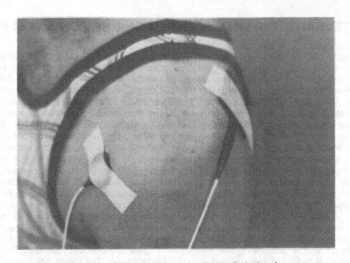

Abb. 25. Silikonelektrode (linke Schulter)

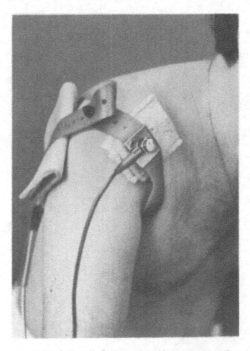

Abb. 26. Metall mit Schaumstoff als Elektroden

125

UNMITTELBARE, DIREKTE ELEKTRISCHE REIZUNG VON NERVEN

Es gibt auch die Möglichkeit, Nerven direkt elektrisch zu reizen. Entwickelt wurde diese Technik, um die Lage der Injektionsnadeln zur pharmakologischen Nervenblockade vor der Injektion eines Lokalanaesthetikums zu verifizieren. Man bedient sich dazu der Kombination einer elektrisch bis auf die Spitze isolierten Injektionsnadel, deren Lumen mit einem dünnen, zur Injektion dienenden Schlauch verbunden ist und deren metallische Teile durch einen dünnen Draht mit einer Stromquelle verbunden werden können (siehe Abb. 27). Wir haben dieses System nicht zur Kontrolle der Nadellage, sondern ausschließlich zur direkten Stimulation von nervalen Strukturen mittels jener Reize, welche wir als optimal gefunden haben, in Fällen, wo mittelbare, indirekte elektrische Nervenblockade von der Haut aus keinen entsprechenden Erfolg erkennen ließ, angewandt. Nachdem hierzu aber eine sichere Technik des Einbringens der Nadel erforderlich ist, wenngleich man die Lage der Nadel natürlich auch elektrisch kontrollieren kann, ist dieses Vorgehen nur jenen anzuraten, welche große Erfahrung in der Durchführung von pharmakologischen Nervenblockaden haben und die keine Unsicherheit in der Plazierung einer Nadel an einen bestimmten Nerven haben. Solche Ärzte werden diese Technik mit Nutzen anwenden können. Einmalgeräte mit Nadeln verschiedener Länge (bis 150 mm) sind steril verpackt kommerziell erhältlich. Es können damit auch schwierigere Fragestellungen untersucht werden, insbesondere versuchsweise epidurale Reizungen vor Implantationen. Da diese Methode jedoch auf einige wenige Ärzte beschränkt bleiben wird, soll hier nicht näher darauf eingegangen werden.

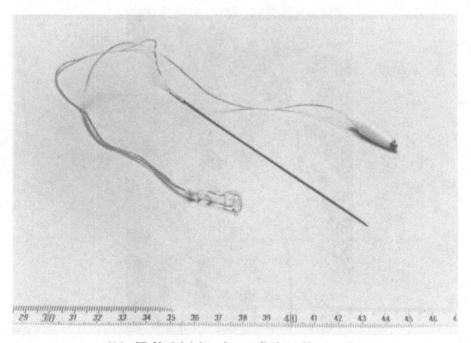

Abb. 27. Nadelelektrode zur direkten Nervenreizung

LITERATUR

a) Pharmakologische Nervenblockaden

1 **Åberg, G., P. Friberger,** and **G. Sydnes:** Studies on the duration of local anaesthesia: a possible mechanism for the prolonging effect of dextran on the duration of infiltration anaesthesia. Acta pharmacol. et toxicol. **42:** 88–92, 1978.

2 **Apostolou, G. A., P. K. Zarmakoupis,** and **G. T. Mastrokostopoulos:** Spread of epidural anesthesia and the lateral position. Anesth. Analg. **60:** 584–596, 1981.

3 **Auberger, H. G.:** Praktische Lokalanaesthesie. G. Thieme, Stuttgart, 1969.

4 **Auberger, H. G.:** Regionale Schmerztherapie. G. Thieme, Stuttgart, 1971.

5 **Baron, D. W., J. T. Walls, R. E. Anderson,** and **C. E. Harrison:** Protective effekt of Lidocaine during regional myocardial ischemia. Mayo Clinic Proceedings **57:** 442–447, 1982.

6 **Beck, L.,** und **H. Stockhausen:** Die transvaginale Pudendus-Anaesthesie mit Hilfe neuer Spezialnadeln. Geburtshilfe und Frauenheilkunde **26:** 932–937, 1966.

7 **Bidwai, A. V., C. R. Rogers, M. Pearce,** and **T. H. Stanley:** Preoperative stellate-ganglion blockade to prevent hypertension following coronary-artery operations. Anesthesiology **51:** 345–347, 1979.

8 **Bonica, J. J.:** The Management of Pain. Lea and Febiger, Philadelphia, Pa., 1954.

9 **Braun, N.:** Die Lokalanaesthesie, ihre wissenschaftlichen Grundlagen und praktische Anwendung. J. A. Barth, Leipzig, 1905.

10 **Buck-Gramcko, D.,** und **J. Geldmacher:** Leitungsanaesthesie in der Handchirurgie. Der Chirurg **36:** 513–516, 1965.

11 **Chapman, G. M.:** Regional nerve block with the aid of a nerve stimulator. Anaesthesia **27:** 185, 1972.

12 **Coombs, D. W., Saunders, M. S. Gaylof, M. G. Pageau, M. G. Leith,** and **C. Schaiberger:** Continuous epidural analgesia via implanted morphine reservoir. The Lancet, August **22:** 425–426, 1981.

13 **Covino, B. G.:** Pharmacology of newer local anesthetic agents. Internat. Anesth. Clin. **16** (4): 1–22, 1978.

14 **Curtis, B. M.,** and **J. E. Scurlock:** The mechanism of action of local anestesia by Tetraethylammonium derivatives. Anesthesiology **54:** 270–277, 1981.

15 **Dietrich, H. H.:** Die Bedeutung der Lokalanaesthesie für das kleinere Krankenhaus. Die Medizinische Welt **49:** 2751–2753, 1965.

16 **Eccles, J. C.:** The Neurophysiological Basis of Mind. The Clarendon Press, Oxford, 1953.

17 **Eccles, J. C.:** The Physiology of Nerve Cells. The Johns Hopkins Press, Baltimore, 1957.

18 **Eckstein, K.-L., A. Vicente-Eckstein, R. Steiner** und **U. Mißler:** Klinische Erprobung von Bupivacain-CO_2. Regional-Anaesthesie **1:** 27–31, 1978.

19 **Eriksson, E.:** Atlas der Lokalanaesthesie, 2. Aufl. Springer, Berlin–Heidelberg–New York, 1980.

20 **Frodermann, H.,** und **J. Hagelstein:** Über die Bedeutung der Leitungs- und Lokalanaesthesie im Unfallkrankenhaus. Der Krankenhausarzt **38:** 1–12, 1965.

21 **Fuchsig, P.:** Technik und Resultate der Unterbrechung des lumbalen Grenzstranges mit Alkoholinjektionen. Wien. med. Wschr. **98:** 201–205, 1948.

22 **Gehrig, J. D., Y. H. Cilpitts,** and **R. Chapmann:** Effect of local anesthetic infiltration on brain potentials evoked by painful dental stimulation. Anesth. Analg. **60:** 779–782, 1981.

23 **Gergershagen, H. U., Ch. Panhans,** und **H. W. Staudte:** Sympaticusblockaden in der Praxis. Euromed **4:** 217–222, 1980.

24 **Goodman–Gilman, A., L.-S. Goodman** and **A. Gilman:** The Pharmacological Basis of Therapeutics. The Macmillan Company, New York, 1980.

25 **Grimmeisen, H.:** Die Bedeutung der Lumbalanaesthesie bei operativ-orthopädischen Eingriffen. Der Krankenhausarzt **39:** 1–16, 1966.

26 **Grünberger, V., E. Reinold** und **P. Wagenbichler:** Geburtsanaesthesie durch Parazervikalblockade. Wien. klin. Wschr. **81:** 747–749, 1969.

27 **Gunther, R.,** and **J. Bauman:** Obstetrical caudal anesthesia. Anesthesiology **31:** 5, 1969.

28 **Haas, E.:** Lokalanaesthesie – mit oder ohne Adrenalin. Laryngologie – Rhinologie – Otologie **45:** 274–279, 1966.

29 **Hamerof, S. R., R. B. Crago, C. D. Blitt, J. Womble,** and **J. Kanel:** Comparison of Bupivacaine, Etidocaine and Saline for trigger point therapy. Anesth. Analg. **60:** 752–755, 1981.

30 **Harder, H. J.:** Die Behandlung der Migraine Blanche und Ophthalmique mit Blokkaden des Ganglion cervicale superius. Regional-Anaesthesie **4:** 1–9, 1981.

31 **Harley, N.,** and **J. Gjessing:** A critical assessment of supraclavicular brachial plexus block. Anaesthesia **24:** 564, 1969.

32 **Harris, L. M.,** and **M. H. Harmel:** The Comparative incidence of postlumbar puncture headache following spinal anesthesia administered through 20 and 24 Gauge needles. Anesthesiology (Philadelphia) **14:** 390–397, 1953.

33 **Harunt, H.-J., P.-M. Osswald, J. Abel** und **R. Meissner:** Plasmakonzentrationen des Lokalanaesthetikums Etidocain nach supraclaviculärer Plexusanaesthesie. Anaesth. Intensivther. Notfallmed. **15:** 392–395, 1980.

34 **Hempel, V., M. v. Finck,** and **E. Baumgärtner:** A longitudinal supraclavicular approach to the brachial plexus for the insertion of plastic cannulas. Anesth. Analg. **60:** 352–355, 1981.

35 **Hildebrandt, J.:** Die Problematik interdisziplinärer Schmerzbehandlung durch den Anaesthesisten. Anaesth. Intensivmed. **9:** 317–322, 1979.

36 **Irestedt, L., M. Andreen, P. Belfrage,** and **T. Fagerström:** The elimination of Bupivacaine (Marcain) after short intravenous infusion in the dog: with special reference to the role played by the liver and lungs. Acta anaesth. scand. **22:** 413–422, 1978.

37 **Jenkner, F. L.:** Rheoencephalographische Untersuchungen zum Wirkungsmechanismus der Stellatumblockade. Fol. angiol. **25:** 47–52, 1977.

38 **Jørgensen, B. C., H. B. Andersen** und **A. Engquist:** CSF and plasma morphine after epidural and intrathecal application. Anesthesiology **55:** 714–715, 1981.

39 **Jost, A.:** Lokalanaesthesie in der Ambulanz und im Operationssaal. Fortschritte der Medizin **82:** 27–29, 1964.

40 **Kamp, O.:** Über Lumbalanaesthesie und Spätkopfschmerz unter Berücksichtigung der Periduralanaesthesie und der Therapie mit Stellatumblockaden. Z. ärztl. Fortbild. (Jena) **56:** 871–875, 1962.

41 **Killian, H.:** Lokalanaesthesie und Lokalanaesthetika. G. Thieme, Stuttgart, 1973.

42 **Kleef, J. W. van,** and **A. G. L. Burm:** Effects of epidural administration of Bupivacaine (Marcaine®) on monosynaptic reflex-depression. Regional-Anaesthesie **4:** 58–62, 1981.

43 **Knoche, E., E. Traub** und **W. Dick:** Bupivacain-HCl und Bupivacain-CO_2. Vergleichende Untersuchungen während der kontinuierlichen Periduralanaesthesie in der Geburtshilfe. Regional-Anaesthesie **2:** 36–42, 1979.

44 **Krause, W.:** Das lumbale Wurzelreizsyndrom und die paravertebrale Blockade nach Reischauer. Z. Orthop. **102:** 236–243, 1966.

45 **Krebs, A.:** Geburtshilfliche und gynäkologische Operationen in Lokalanaesthesie. Die Therapiewoche **17:** 754, 1967.

46 **Krieger, K.:** Ein Erfahrungsbericht aus der Plastisch-kosmetischen- und Venenchirurgie unter besonderer Berücksichtigung der Lokalanaesthesie. Die Medizinische Welt **33:** 1735–1738, 1964.

47 **Kulenkampff, D.:** Die Anaesthesierung des Plexus brachialis. Dtsch. med. Wschr **38:** 1878-1880, 1912.

48 **La Grange, P. du P., P. A. Forster,** and **L. K. Pretorius:** Application of the Doppler ultrasound bloodflow detector in supraclavicular brachial plexus block. Br. J Anaesth. **50:** 965–967, 1978.

49 **Lee, A. G.:** A consumers' guide to models of local anesthetic action. Anesthesiology **51:** 64–71, 1979.

50 **MacIntosh, R. R.,** und **W. W. Mushin:** Örtliche Betäubung, Plexus brachialis. Springer, Berlin–Heidelberg–New York, 1967.

51 **Manriquez, R. G.,** and **V. Pallares:** Continous brachial plexus block for prolonged sympathectomy and control of pain. Anesth. Analg. **57:** 128–130, 1978.

52 **Matthes, H.:** Untersuchungen und Ergebnisse bei der supraclaviculären Blockade des Plexus brachialis. Der Anaesthesist **14:** 107–109, 1965.

53 **Matthes, H.,** und **P. Schabert:** Regionale Analgesie im Bereich der oberen Extremität. Praktische Anaesthesie und Wiederbelebung **3:** 9–16, 1968.

54 **McQuay, H., L. Weir, B. Porter, G. Sullivan, G. Paterson, A. Moore,** and **R. Billingham:** A model for comparison of local anesthetics in man. Anesth. Analg. **60:** 418–422, 1981.

55 **Moore, D. C.:** Complications of Regional Anesthesia. Ch. C Thomas, Springfield, Ill., 1955.

56 **Moore, D. C.:** Regional Block. Ch. C Thomas, Springfield, Ill., 1969.

57 **Moore, D. C.:** The pH of local anesthetic solutions. Anesth. Analg. **60:** 833–834, 1981.

58 **Munteanu, S., S. Atug, E. Narh, H. Roth** und **G. Kratzer:** Die transpectorale Blokkade des Plexus brachialis. Regional-Anaesthesie **5:** 34–38, 1982.

59 **Murphy, P. J., et al.:** Assessment of paracervical nerve block anesthesia during labour. Br. med. J. **1:** 526, 1970.

60 **Nahor, A., J. Milliken, R. Minton,** and **J. Fine:** Technique of celiac blockade for relief of splanchnic ischemia. J. Amer. Med. Assoc. **192:** 600–602, 1965.

61 **Nakazaki, K., Y. Yuda** und **B. Wagasugi:** Acht Jahre Schmerzklinik. Münchner Med. Wschr. **117:** 1999–2004, 1975.

62 N. N. Arzneinebenwirkungen am Auge. Der Arzneimittelbrief **16:** 57–59, 1982.

63 **Nolte, H.:** Einzeitige doppelseitige Stellatumblockade in der Therapie der Lungenembolie. Der Anaesthesist **13:** 160–163, 1964.

64 **Nolte, H.:** Die Technik der Lokalanaesthesie. Anaesthesiologie und Wiederbelebung, Vol. **14.** Springer, Berlin–Heidelberg–New York, 1966.

65 **Nolte, H.,** und **J. Meyer:** Regionale Anaesthesie mit dem Langzeitanaesthetikum Bupivacain. Internationales Symposium. G. Thieme, Stuttgart, 1971.

66 **Nolte, H.,** and **M. D. Farrar:** Upper arm blocks: differential modalities. Internat. Anesth. Clin. **16** (4): 183–198, 1978.

67 **Nuhn, P., J. Frenzel** und **K. Arnold:** Zur Wechselwirkung von Lokalanaesthetica und Neuroleptica mit Membranen. Die Pharmazie **34:** 131–137, 1979.

68 **Park, W. Y., F. M. Hagins, E. L. Rivat,** and **T. E. MacNamara:** Age and epidural dose response in adult man. Anesthesiology **56:** 318–320, 1982.

69 **Patrick, J.:** The technique of brachial plexus anesthesia. Br. J. Surg. **27:** 734–739, 1940.

70 **Pflug, A. E.,** and **J. B. Halter:** Effect of spinal anesthesia on adrenergic tone and the neuroendocrine response to surgical stress in humans. Anesthesiology **55:** 120–126, 1981.

71 **Pike, P. M. H.:** Kontinuierlicher Block des Plexus brachialis. Prakt. Anaesth. **13:** 473–476, 1978.

72 **Pöllmann, L.:** Circadian changes in the duration of local anesthesia. J. interdiscipl. Cycle Res. **12:** 187–192, 1981.

73 **Ramamurthy, A., S. R. Akkineni,** and **A. P. Winnie:** A simple technic for block of the spinal accessory nerve. Anesth. Analg. **57:** 591–593, 1978.

74 **Rietbrock, I.:** Plazentarer Transport von Anaesthetika. Anaesthesiologie und Intensivmedizin **11:** 337–342, 1981.

75 **Ritchie, J. M., P. J. Cohen,** and **R. D. Dripps:** Local Anesthetics. In: **Goodman, L. S.,** and **A. Gilman:** The Pharmacological Basis of Therapeutics. The Macmillan Company, New York, 1970.

76 **Schmidt, R. F.:** Neurophysiologie. Springer, Berlin–Heidelberg–New York, 1971.

77 **Schoeffler, P., J.-P. Haberer, D. Concina, C. Mehl** et **M.-L. Fornecker.** Une complication de l'anesthésie par bloc interscalène du plexus brachial: L'anesthésie péridurale cervico-thoracique. Anesth. Anal. Réan. **35:** 199–204, 1978.

78 **Schulte-Steinberg, O., H. Noisser, E. Hatzelmeyer** und **G. Voß:** Vergleichende Untersuchungen zwischen CO_2-Bupivacain und anderen Lokalanaesthetika bei Epidural- und Plexusanaesthesien. In: Die Pharmakologie, Toxikologie und klinische Anwendung langwirkender Lokalanaesthetika (**J. Meyer** und **H. Nolte,** eds.). G. Thieme, Stuttgart, 1977.

79 **Scurlock, J. E.,** and **B. M. Curtis:** Tetraethylammonium derivatives: ultralongacting local anesthetics? Anesthesiology **54:** 265–269, 1981.

80 **Singler, R. C.:** Alcohol neurolysis of sciatic and femoral nerves. Anesth. Analg. **60:** 532–533, 1981.

81 **Solonen, K. A.,** und **L. Tarkanen:** Die intravenöse Anaesthesie in der Handchirurgie. Archiv für orthopädische und Unfallchirurgie **60:** 115–121, 1966.

82 **Stark, P.,** und **W. F. Watterman.** Die Anwendung des Nervenstimulators zur Nervenblockade. Regional-Anaesthesie **1:** 16–19, 1978.

83 **Steenberge, A. L. van:** L'anesthésie péridurale. Masson Cie, Paris, 1969.

84 **Stockhausen, H.:** Über die Anwendung des paracervicalen Blocks zur Geburtserleichterung. Geburtshilfe und Frauenheilkunde **27:** 266–270. 1970.

85 **Telivua, L.,** and **R. Katz:** The effects of modern intravenous local analgesics on respiration during partial neuromuscular block in man. Anesthesia **25:** 30, 1970.

86 **Theile-Schlüter, R.:** Opiatanalgesie am Rückenmark. Selecta **32:** 2316–2318, 1981.

87 **Theisen, K.:** Stellatumblockade und Long-Qt-Syndrom. Klin. Wschr. **56:** 1175, 1981.

88 **Titze, A.:** Die Leitungsanaesthesie in der Handchirurgie. Ihre Vor- und Nachteile. Chir. Praxis **6:** 165–170, 1962.

89 **Toledo-Pereyra, L. H., and J. R. DeMeester:** Prospective randomized evaluation of intrathoracid intercostal nerve block with Bupivacaine on postoperative ventilatory function. Ann. Thorac. Surg. **27:** 203–205, 1979.

90 **Vacek, V., und L. Puzanova:** Umspritzung des Plexus coeliacus beim septischen Schock. Med. Klinik **61:** 1297–1298, 1966.

91 **Vongvises, P., and T. Panijayanond:** A parascalene technique of brachial plexus anesthesia. Anesth. Analg. **58:** 267–273, 1979.

92 **White, A. H., R. Derby, and G. Wynne:** Epidural injections for the diagnosis and treatment of low-black pain. Spine **5:** 78–86, 1980.

93 **Widerlöw, E., and L. Lindström:** D. D. A. V. P. and headache after lumbar punctur. The Lancet, March **10:** 548, 1979.

94 **Winkler, R.:** Erfahrungen bei Routineoperationen unter Lokalanaesthesie in einer HNO-Abteilung. Die Therapiewoche **14:** 9, 481, 1964.

95 **Winnie, A. P., R. Radonjic, S. R. Akkineni, and Z. Durrani:** Factors influencing distribution of local anesthetic injected into the brachial plexus. Sheath. Anesth Analg. **58:** 225–234, 1979.

96 **Zenz, M., S. Piepenbrock, M. Hüsch, B. Schappler-Scheele und R. Neuhaus:** Erfahrungen mit länger liegenden Periduralkathetern – Peridurale Morphinanalgesie bei Karzinompatienten. Regional-Anaesthesie **4:** 26–28, 1981.

97 **Zenz, M. S., S. Piepenbrock, B. Otten und G. Otten:** Epidurale Morphininjektion zur Schmerzbekämpfung. Fortschr. Med. **98:** 306–308, 1980.

b) Elektrische Nervenblockaden

1 **Althaus, J.:** Über elektrische und elektrochemische Anaesthesie. Wien. med. Wschr. **9:** 433–435, 1859.

2 **Breitbach, A., und H. Müsch:** Selektive Reizung vegetativer Nervenfasern im N. ischiadicus des Frosches. Pflüg. Arch. ges. Physiol. **241:** 360–369, 1938.

3 **Brix, E., und F. L. Jenkner:** Unveröffentlichte Beobachtungen über evozierte Potentiale am Computer-EEG. 1976.

4 **Cambell, J. N., and A. Taub:** Local analgesia from percutaneous electrical stimulation. A peripheral mechanism. Arch. Neurol. (Chicago) **28:** 347–350, 1973.

5 **Cauthen, J. C., and E. J. Ranner:** Transcutaneous and peripheral nerve stimulation for chronic pain states. Surg. Neurol. **4:** 102–104, 1975.

6 **Crue, B. L., jr.:** Pain. Research and Treatment. Academic Press, New York, San Francisco, London, 1975.

7 **Davis, R., and R. Lentini:** Transcutaneous nerve stimulation for treatment of pain in patients with spinal cord injury. Surg. Neurol. **4:** 100–102, 1975.

8 **Ebersolg, M. J., E. R Laws jr., H. H. Stonnington, and G. K. Stillwell:** Transcutaneous electrical stimulation for treatment of chronic pain: A preliminary report. Surg. Neurol. **4:** 96–99, 1975.

9 **Edel, H.:** Fibel der Elektrodiagnostik und Elektrotherapie, 4. Aufl. Steinkopf, Dresden, 1977.

10 **Gerbershagen, H. U.:** In: **R. Frey** und **H. U. Gerbershagen,** Schmerz und Schmerzbehandlung. G. Fischer, Stuttgart–New York, 1977.

11 **Gfeller, F.:** Untersuchungen über die allgemeinen physiologischen Eigenschaften
des Sympaticus geprüft am Nervus accelerans des Frosches. Z. Biol. **89:**
202–216, 1929.

12 **Jantsch, H.,** und **F. Schuhfried:** Niederfrequente Ströme zur Diagnostik und Therapie. W. M. Maudrich, München–Bern, 1974.

13 **Jenkner, F. L.:** Rheoencephalography. Ch. C Thomas, Springfield, Ill., 1962, Medizi-
nia Moscow, 1966.

14 **Jenkner, F. L.:** Möglichkeiten und Besonderheiten chirurgischer Schmerzausschaltung. Acta Chir. Austr. **5:** 123–129, 1973.

15 **Jenkner, F. L.:** Schmerzbehandlung durch transdermale Reizstrombehandlung.
Wien. klin. Wschr. **89:** 126–131, 1977.

16 **Jenkner, F. L.:** Rheoencephalographische Untersuchungen zum Wirkungsmechanismus der Stellatumblockade. Folia angiol. **25:** 47–52, 1977.

17 **Jenkner, F. L.:** Impulsgalvanisation des Ganglion stellatum. Elektrische Stellatumblockade. Wien. med. Wschr. **127:** 59–62, 1977.

18 **Jenkner, F. L.:** Peripheral Nerve Block. Springer, Wien–New York, 1977. Martinucci
Editore, Napoli, 1980.

19 **Jenkner, F. L.:** Die elektrische Blockade von sympathischen und somatischen Nerven von der Haut aus. Wien. klin. Wschr. **92:** 233–240, 1980.

20 **Jenkner, F. L.,** and **F. Schuhfried:** Transdermal transcutaneous electric nerve stimulation for pain: the search for an optimal waveform. Appl. Neurophysiol. **44:**
330–337, 1982.

21 **Kaindl, F., K. Polzer** und **F. Schuhfried:** Rheographie. Steinkopf, Darmstadt, 1967.

22 **Kane, K.,** and **A. Taub:** A history of local electric analgesia. Pain **1:** 125–138, 1975.

23 **Keidel, W. D.:** Sinnesphysiologie. Teil I. Allgemeine Sinnesphysiologie. Visuelles
System, 2. Aufl. Springer, Berlin–Heidelberg–New York, 1976.

24 **Kerr, F. W. L.:** Pain. A central inhibitory balance theory. Mayo Clinic. Proc. **50:**
685–690, 1975.

25 **Marberger, M.,** und **F. L. Jenkner:** Transdermale Elektrotherapie bei Metastasen-
schmerz. Verhandlungsbericht der Deutschen Gesellschaft für Urologie,
34. Tagung, 20. bis 23. Oktober 1982, Hamburg. Springer, Berlin–Heidelberg–
New York–Tokyo, 1983.

26 **Melzack, R.:** The Puzzle of Pain. Basic Books Inc., Harper Torchbooks TB 5022,
New York, 1973.

27 **Melzack, R.,** and **P. D. Wall:** Pain mechanisms: A new theory. Science **150:**
971–979, 1965.

28 **Meyer, G. A.,** and **H. L. Fields:** Causalgia treated by selective large fiber stimulation
of peripheral nerve. Brain **95:** 163–168, 1972.

29 **Moskalenko, Yu. Ye.:** Dynamics of the Brain Blood Volume under Normal Condi-
tions and Gravitational Stresses. Nauka, Leningrad (Russian), 1967.

30 **Nashold, B. S., jr.,** and **H. Friedman:** Dorsal column stimulation for control of pain.
Preliminary report on 30 patients. J. Neurosurg. **36:** 590–597, 1972.

31 **Picaza, J. A., B. W. Cannon, S. E. Hunter, A. S. Boyd, J. Guma,** and **D. Maurer:**
Pain suppression by peripheral nerve stimulation. Part I. Observations with
transcutaneous stimuli. Surg. Neurol. **4:** 105–114, 1975.

32 **Ray, C. D.:** Control of Pain by Electrical Stimulation: A Clinical Follow-up Review. Advances in Neurosurgery, vol. 3, pp. 216–224. Springer, Berlin–Heidelberg–New York, 1975.

33 **Ray, C. D.,** and **D. D. Maurer:** Electrical neurosurgical stimulation systems: A review of contemporary methodology. Surg. Neurol. **4:** 82–90, 1975.

34 **Schneider, F.:** Über die vasomotorische Benervung der Extremitäten. Naunyn-Schmiedebergs Arch. exp. Path. Pharmak. **176:** 111–140, 1934.

35 **Shealy, C. N.:** Dorsal column electrohypalgesia. Headache **9:** 99–108, 1969.

36 **Shealy, C. N., N. Taslitz, J. T. Mortimer,** and **D. P. Becker:** Electrical inhibition of pain: experimental evaluation. Anesth. Analg. Curr. Res. **46:** 299–305, 1967.

37 **Valdecas, F. G.:** Die Physiologie der Skelettmuskeldurchblutung. Z. Biol. **96:** 28–34. 1935.

38 **Wakim, K. G.:** Influence of frequency of muscle stimulation on circulation in the stimulated extremity. Arch. Physiol. med. **34:** 521, 1935.

(Auswahl; kein Anspruch auf Vollständigkeit.)

SACHVERZEICHNIS

(Seitenzahlen bis 88 beziehen sich auf pharmakologische, solche über 89 behandeln elektrische Nervenblockaden.)

Das Cervicalsyndrom

Manuelle und elektrische Therapie

Von
Univ.-Prof. Dr. **Fritz L. Jenkner**
Neurochirurgische Ambulanz und Schmerzambulanz
des Ambulatoriums Süd, Wien

1982. 117 Abbildungen. VII, 191 Seiten.
Geheftet DM 59,—, öS 414,—
ISBN 3-211-81708-5

Preisänderungen vorbehalten

Der mit dem Begriff „Cervicalsyndrom" unklar umschriebene Komplex von Schmerzen im Schulter-, Nacken-, Kopfbereich wird hier vom Autor auf Grund seiner enormen Erfahrung an mehr als 5000 Fällen analysiert.
An Hand von Krankengeschichten und Röntgenbildern weist der Autor nach, daß der Großteil der Beschwerden auf zwei Ursachen zurückgeht, auf die er die Therapie ausrichtet.
Es handelt sich in einem Fall um Fehlstellungen der Halswirbelsäule, die durch mechanische Manipulation — unter Mithilfe des Patienten selbst — weitgehend behoben werden können.
Bei der zweiten Gruppe, bei der Einengungen der Intervertebralforamina vorliegen, wird Behandlung durch (elektrische) Nervenblockaden vorgeschlagen. Es wird auch klar aufgezeigt, wo Manipulationen kontraindiziert sind.
Der Autor bietet dem Arzt, auch dem neurologisch nicht versierten, eine Diagnosehilfe, die das Erkennen des betroffenen Segmentes leicht möglich macht und damit zugleich ein entscheidender Faktor für eine erfolgversprechende Therapie ist. Dazu wurde ein Formular erarbeitet, das für den Arzt deutlich zeitsparend ist. Es liegt, ebenso wie eine Anleitung für Bewegungsübungen, auch in den wichtigsten Gastarbeitersprachen dem Buch bei.

Springer-Verlag Wien New York